高原保健手册

组织编写 陆军军医大学高原军事医学系

主　　审 田怀军

主　　编 张　钢

编　　者（以姓氏笔画为序）

　　　　　李　鹏　杨诚忠　吴　玉　何文娟　张　钢

　　　　　陈德伟　高志奇　谢佳新

美术设计 重庆善广科技发展有限公司

人民卫生出版社
·北京·

图书在版编目（CIP）数据

高原保健手册 / 张钢主编 . —北京：人民卫生出版社，2022.7

ISBN 978-7-117-33308-5

Ⅰ. ①高… Ⅱ. ①张 Ⅲ. ①高原医学 – 手册 Ⅳ. ①R188-62

中国版本图书馆 CIP 数据核字（2022）第 109840 号

| 人卫智网 | www.ipmph.com | 医学教育、学术、考试、健康，购书智慧智能综合服务平台 |
| 人卫官网 | www.pmph.com | 人卫官方资讯发布平台 |

高原保健手册

Gaoyuan Baojian Shouce

主　　编：张　钢
出版发行：人民卫生出版社（中继线 010-59780011）
地　　址：北京市朝阳区潘家园南里 19 号
邮　　编：100021
E - mail：pmph @ pmph.com
购书热线：010-59787592　010-59787584　010-65264830
印　　刷：北京顶佳世纪印刷有限公司
经　　销：新华书店
开　　本：710×1000　1/16　印张：8.5
字　　数：114 千字
版　　次：2022 年 7 月第 1 版
印　　次：2022 年 8 月第 1 次印刷
标准书号：ISBN 978-7-117-33308-5
定　　价：50.00 元

打击盗版举报电话：010-59787491　E-mail：WQ @ pmph.com
质量问题联系电话：010-59787234　E-mail：zhiliang @ pmph.com
数字融合服务电话：4001118166　E-mail：zengzhi @ pmph.com

序

　　我国是世界上高原面积最大、高原居住人口最多的国家。高原地域辽阔、自然资源丰富,有着重要的战略和经济地位。其中,被喻为"世界屋脊"、地球"第三极"的青藏高原,以其独特的人文和自然景观闻名于世,是科学考察和生态旅游的胜地。

　　近年来,高原地区的经济与国防建设迅猛发展,同时高原交通路网等基础设施不断完善,每年进入高原旅游和从事商贸、建设的人员日益增多。绮丽的高原风光固然让我们陶醉,但高原特有的气候条件和自然环境,尤其是缺氧、寒冷、干燥和强紫外线等特殊环境因素会对人体产生影响,如果没有做好科学的防护,就可能诱发高原病,威胁我们的健康。我国高原医学工作者从 20 世纪 50 年代开始高原医学的研究,对于高原病的发病规律与机制有了深入认识,在高原日常保健和高原病的预防、救治方面积累了大量的经验,创造了青藏铁路建设高原病"零死亡"的奇迹,获得了以国家科技进步奖一等奖为代表的系列成果,为实施高原健康战略做出了贡献。

　　本书的编写团队都是高原医学领域的专业研究人员,总结了我国高原医学多年的研究成果,主要从高原概述、高原对人体生理功能的影响、进入高原前的准备、高原病以及高原常见病的防治、高原日常卫生保健、高原旅游(生活)注意事项、特殊人群在高原的注意事项、高原科学用氧、返回平原的卫生防护等方面,分十个章节系统介绍了高原环境的特点以及高原卫生防护知识,旨在以通俗易懂的方式普及高原知识,帮助广大高原旅行人员和工作人员了解高原和高原疾病,提高自我防护意识,掌握科学的高原卫生保健方法。相信本书的出版,将对促进高原人群的健康维护起到积极作用。

向所有付出辛苦工作的高原医学工作者们致敬!

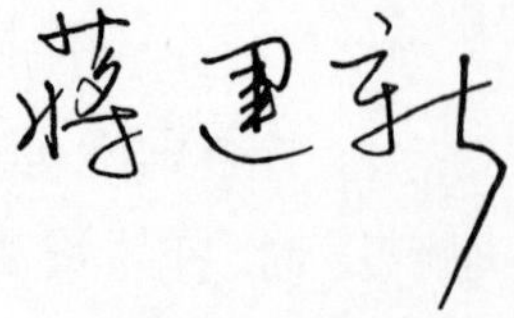

蒋建新

中国工程院院士

2022 年 5 月

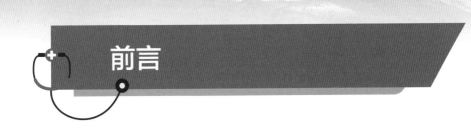

前言

　　我国是世界上高原面积最大的国家,高原地域辽阔、物产丰富。青藏高原、内蒙古高原、黄土高原和云贵高原这四大高原,各具特色。其中,拥有"世界屋脊"之称的青藏高原是众多游客的向往之地,世界第一高峰珠穆朗玛峰更是众多攀登爱好者的终极目标。

　　随着经济的发展,进入高原生活和工作的人数不断增多。高原风景秀丽,但其恶劣的自然环境也伴随着危险,缺氧、寒冷等是影响人群健康和生活质量的重要因素。合理的防护,可以避免各种高原病的威胁,保证我们的健康和生命。自 20 世纪 50 年代初,我国医学科技工作者就开始致力于高原医学研究,在高原病防治方面取得了令人瞩目的成果。

　　为了推广普及高原卫生防护知识,我们组织了有关专家,总结多年研究成果,精心编写了本书,以通俗易懂的方式,从高原概述、高原对人体生理功能的影响、进入高原前的准备、高原病防治、高原常见病防治、高原日常卫生保健、高原旅游(生活)注意事项、特殊人群在高原的注意事项、高原科学用氧和返回平原的卫生防护等方面,全方位、多角度普及高原医学知识,帮助大众了解高原相关知识、提高自我防护意识并掌握科学的防护方法。

　　本书是凝炼了多年高原医学研究成果的科普材料,兼具一定的专业性和趣味性,可作为高原旅居人员、常驻高原工作人员和高原医学工作者的科普读物。

张　钢

2022 年 5 月

目录

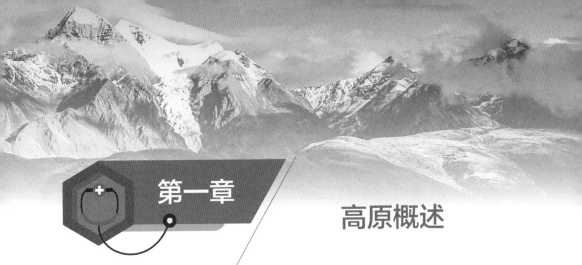

第一章

高原概述

一、高原的概念

"高原"一词并无明确的定义。在地理学上,将海拔高度在1 000米以上,地势相对平坦开阔、周边以明显陡坡为界、比较完整的大面积隆起地区称为"高原"。与平原相比,高原的海拔比较高;与高山相比,高原的地势相对平缓、起伏较小,相对高差小。

随着海拔升高,大气压会降低,空气中氧气含量减少。由于我们身体已经习惯了平原富氧环境,当我们进入到高海拔地区后,身体需要逐步适应环境缺氧的变化,会出现呼吸、心跳、血流加快等一系列的生理反应,也可能出现头晕、头痛、恶心、呕吐等不适症状,这就是我们常说的"高原反应",这种反应大多是轻微的、可逆的。对大多数人而言,高原反应通常发生在海拔2 500米以上,海拔越高,反应越明显。如果进入高原速度太快、进入海拔太高,还可能发生急性高原病。**因此,2004年第六届国际高原医学大会按照环境对人体影响的程度,确定了海拔2 500米以上的地区为"医学上的高原"。**同时要注意,高原反应的程度因人而异,这与人对高原环境耐受性有关,少数耐受性差的人,在海拔2 000米也可能出现高原反应。

高原环境与平原环境有什么不同? 二者的主要区别是,当你去到海拔越高的地区,气压就会变得越低,就是我们通常所说的空气变得"稀薄",这意味着你每一次呼吸,身体能够得到的氧气都比平原少。氧气对于人类生存意义非常重大,它是维持生命最重要的物质,我们通过呼吸来吸入氧气,呼出二氧化碳,吸入的氧气通过红细胞输送到大脑、心脏、肾脏等组织器官,维持这些器官的功能与代谢。如果发生缺氧,就会导致这些器官功能障碍,从而影响正常的人体代谢。一旦进入高原缺氧环境,我们的呼吸会变得比平时更深更快,心率也会加快,这样可吸入更多的氧气,并能使红细胞在血液中携带更多的氧,可以帮助我们适应缺氧环境。但是适应环境是需要时间的,如果把进入高原的行程放缓一点,可以让我们身体有更多的时间来适应,如果上升得太快,身体来不及适应,就有罹患高原病的风险。

在医学上,将海拔高度超过2 500米的地方称为高原。缺氧是影响健康的主要环境因素。人对高原的耐受性个体差异很大,需区别对待。

适度缺氧对人体健康是有益的,海拔2 000米左右的高原,可以激活人体的生理潜能、提高心肺功能、增加血液中红细胞数量、激活血红蛋白功能、增强细胞代谢能力,许多运动员利用这一特点,在比赛前选择到高原地区进行体能训练,例如,青海多巴国家高原体育训练基地(海拔2 388米),云南呈贡体育训练基地(海拔1 906米)等。高原的这种有益作用也应用于一些疾病的防治中,取得了很好的效果。

根据人体暴露于高原环境时出现的生理反应,我们将海拔分成五个等级(图1-1):

1. 低海拔

海拔在500~1 500米,人体暴露在这个高度,无任何不适或生理学改变。

2. 中度海拔

海拔在1 500~2 500米,人体进入这个地区一般无症状或者出现轻度症状,如呼吸频率和心率轻度增加,运动能力略为降低,肺功能基本正常,除了极少数缺氧易感者外,很少发生高原病。

3. 高海拔

海拔在2 500~4 500米,多数人会出现明显的高原反应,如呼吸频率和心率增加、头痛、食欲缺乏,机体缺氧症状明显,可能导致高原病发生。

4. 特高海拔

海拔在4 500~5 500米,人体缺氧症状会进一步加重,身体会发生十分明显的高原反应,高原病发病率高,病情严重。一般认为,海拔5 000米以上地区不太适合人类长期居住,进入特高海拔时应采取阶梯式或阶段性适应方式。

5. 极高海拔

海拔在5 500米以上,人体生理功能会出现进行性紊乱,常失去机体自身调节功能,出现极严重的高原反应,难以长期生存。

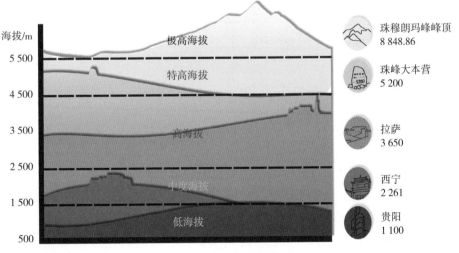

图1-1 海拔高度分级

二、我国主要的高原

我国是世界上的"高原大国",高原面积最大、常住人口最多。我国主要有青藏高原、内蒙古高原、黄土高原和云贵高原四大高原。

（一）青藏高原

青藏高原主要位于我国青海省和西藏自治区,是世界海拔最高、中国面积最大的高原,号称"世界屋脊"。特点是:①海拔高。平均海拔达 4 000 米以上,雪山冰川分布多,有许多海拔 6 000~8 000 米的山峰。②面积广阔。我国境内面积为 258 万多平方公里,占全国陆地总面积的 26.9%。③地表形态复杂多样。地形上可分为藏北高原、藏南谷地、川藏高山峡谷区、柴达木盆地、祁连山地、青海高原 6 个部分。④是我国和亚洲许多大河流的发源地。长江、黄河、雅鲁藏布江、澜沧江、怒江等都发源于青藏高原,水利资源丰富。

（二）内蒙古高原

内蒙古高原位于我国北部,包括内蒙古大部分以及甘肃、宁夏、河北的一部分。西至河西走廊,东至大兴安岭,南接黄土高原(大致以长城为界),北至国界。特点是:①为中国第二大高原,一般海拔 1 000~1 200 米。②地势起伏和缓、山脉少。③东部多草原,西部多戈壁、沙漠。

（三）黄土高原

黄土高原位于我国中北部,包括山西的大部分以及陕西、甘肃、宁夏的一部分。位于内蒙古高原以南(大致以长城为界),秦岭以北,太行山脉以西,乌鞘岭以东。特点是:①海拔 800~3 000 米,地表覆盖深厚的黄土。②地表破碎,沟壑纵横。③植被覆盖稀少,水土流失严重。

（四）云贵高原

云贵高原位于我国西南部,包括云南、贵州的大部分。位于横断山脉以东,雪峰山以西,四川盆地以南。特点是:①地势崎岖不平,海拔 1 000~2 000 米。②多峡谷,多小型山间盆地。③石灰岩分布广,多为典型的喀斯特地形。

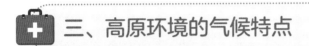

三、高原环境的气候特点

（一）大气压低、缺氧

低压缺氧是高原最大的环境特点。随着海拔高度的升高,大气压和氧分压逐渐降低,一般情况下,海拔每升高 1 000 米,大气压下降 7.85 千帕（58.88 毫米汞柱）,氧分压下降 1.6 千帕（12.00 毫米汞柱）（图 1-2）。虽然高原空气中氧气的浓度与平原一样,仍为 21%,但随着海拔的升高,空气逐渐变得稀薄,大气压和氧分压降低,空气中氧的绝对含量下降了,因而使人体组织供氧减少,人体处于缺氧状态。

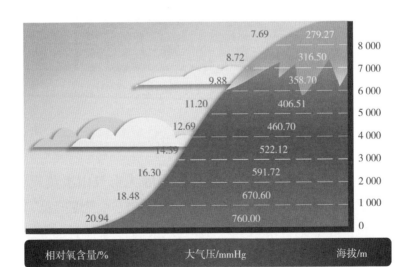

图 1-2　相对氧含量和大气压随海拔升高的变化情况

海拔高度越高,缺氧程度也越严重。高原低压缺氧的环境会导致人体劳动能力下降,甚至引发高原病,影响高原人群健康,也是进驻高原要面临的首要医学问题。

(二)寒冷、温差大

气温会随海拔的升高而降低,海拔大约每升高 1 000 米,气温会下降 6℃(图 1-3)。因此,高原上的气温比同纬度的低海拔地区更低。与此同时,高原上天气多变,多大风天气,昼夜温差较大。此外,背阴面与向阳面、室内和室外温差也很大。因此,在高原容易引起感冒、冷伤或冻伤,从而诱发高原病。

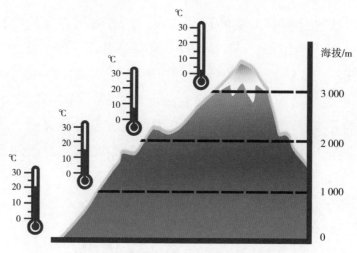

图 1-3　气温随海拔升高的变化情况

(三)气候干燥

气候干燥也是高原的一个特点,这是因为空气中水蒸气的含量随海拔高度升高而降低,空气中水蒸气含量越少,湿度降低,空气就越干燥。而且高原地区降水分布不均、风大、日照时间长等环境特点也进一步加剧了空气的干燥程度。

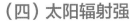

（四）太阳辐射强

高原日照时间长,太阳辐射强。这是因为高原空气稀薄且洁净度高,对太阳辐射的防护作用降低,一般海拔每升高 1 000 米,辐射强度增加 10%。此外,高山上常年积雪又会对太阳辐射产生反射增强的作用,使人体遭受更多的紫外线辐射。紫外线辐射会损伤皮肤、眼结膜和角膜,引起日光性皮炎和日光性眼炎等,在高原长期生活的人群也更容易患"白内障"。

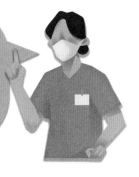

高原自然环境的特点:低气压、缺氧、寒冷、空气干燥、昼夜温差大和太阳辐射强。

四、高原环境的其他特点

我国四大高原集中分布在地势第一、二级阶梯上,由于高度、位置、气候和受外力侵蚀作用不同,高原的环境特点各异。青藏高原是我国面积最大、世界海拔最高的高原,高原环境特点在四大高原中最为突出,是医学高原的主要研究区域,因此下面着重围绕青藏高原进行介绍。

（一）生态环境脆弱

高海拔生态环境比低海拔更脆弱,新陈代谢的自然过程也很缓慢,任何对环境的破坏都会比在低海拔地区持续更长时间。青藏高原属于我国生态环境非常脆弱的地区,已在不同地域出现了较为严重的环境污染和生态破坏现象,如冰川消融、雪线上升、河流水量减少、森林植被减少、水土流失严重、土地风蚀沙化日益扩大、珍稀野生动植物资源急剧减少、生物多样性遭到严重破坏、自然灾害频繁发生等等,因此进入高原要加强环境保护意识,保护水资源、动植物等自然资源,不要破坏和污染环境。

(二)人口稀少,农牧业发达

高原由于自然条件差,人口相对其他地区更为稀少,但也因其自然条件独特,高原特色产业比较发达。据第七次全国人口普查数据显示,西藏地区常住人口为364.8万,人口密度每平方千米不足3人,只有全国人口密度的1/60。且人口分布不均衡,多数人集中在南部和东部,而藏西、藏北部人口较少,还存在大面积的"无人区"。青藏高原的经济结构较为独特,西藏作为世界著名的旅游胜地,旅游业在经济中的占比最大。此外,藏族人以畜牧业为主,兼营农业。牲畜主要养殖藏绵羊、山羊和牦牛。农作物以种植青稞为主,还有小麦、油菜、豌豆等。

(三)民族众多,文化丰富

高原是一个多民族集居区,许多民族均发祥和汇聚于此,历史积淀十分浓厚。在漫长的历史进程中,发展出了丰富多彩的民族文化。歌舞、绘画、宗教、服饰、饮食、节庆等独具特色,构成了高原特有的人文景观。

在青藏高原,居民以藏族为主,约占总人口的90%以上,其他还有蒙、汉、回、维吾尔、纳西、羌、土、珞巴、门巴等民族。其中,门巴族、珞巴族主要分布在西藏的南部和东南部,是青藏高原地区独有的少数民族。青藏高原海拔高,气候寒冷,藏族同胞喜穿着藏袍。藏族饮食结构多样,饮食中有"四宝",是指酥油、茶叶、糌粑、风干肉。高原居民的居所以地域而异,牧区多住牦牛帐篷,逐水草而居;藏东南多住二层木楼,屋顶倾斜盖木瓦,上住人下养畜;其他地域多形成居民点,居住用厚土夯造的平房;城镇多为砖木结构多层建筑。

献"哈达"是藏族人民最普遍的一种礼节,是向对方表示纯洁、诚心、忠诚、尊敬的意思。去到高原藏区做客,需要尊重当地的风俗习惯,有些禁忌我们要注意:

1. 不杀生,饮食上忌食圆蹄牲畜和有爪子的动物,如骡、马、驴、狗、猫、鹰等。

2. 进入帐篷、房间,入座要遵循男左女右的原则。

3. 遇到寺院、佛塔等宗教设施,都必须左侧绕行。

4. 进入寺院不得随意指点或四处乱摸,不得逆向转动经筒、经轮等。

（高志奇　吴　玉）

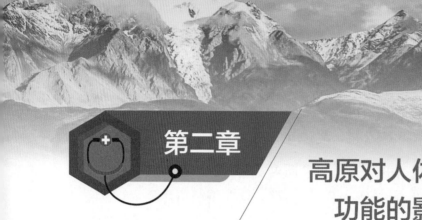

第二章

高原对人体生理功能的影响

在了解了我国高原地理情况后,小王同学对青藏高原产生了浓厚的兴趣,不光是因为文化、景色,还有对高原医学的好奇,于是他找到了高原医学专业的老师咨询学习。

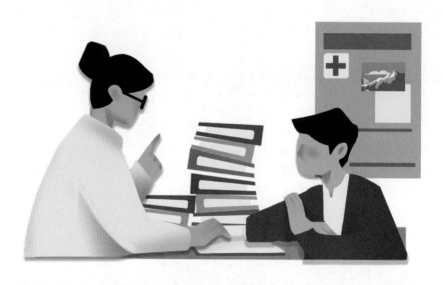

小王:老师您好,我最近学习了我国高原相关的地理知识,知道青藏高原是我国平均海拔最高的高原,听说海拔高的地方会使人发生缺氧,这是为什么呢?

老师:没错,高原影响我们身体的最主要因素就是缺氧了。氧是维持生命活动所必需的物质。一个体重为 70 千克的成年人,在静息的状态下,机体每分钟就要耗氧约 250 毫升,在我们运动的时候消耗得更多,但是我们体内储氧量是有限的,因此才需要不停地呼吸来从外界摄取氧。任何原因导致组织细胞得不到足够的氧或者组织细胞不能正常利用氧,都会引起组织细胞发生功能、代谢和形态结构的异常变化,这就是"缺氧"。高原环境中的空气稀薄,大气中的氧分压明显降低,机体组织供氧减少,这就是高原缺氧的原因。

小王:那如果上高原的话,我们的身体能吃得消吗?

老师:别担心,咱们的身体有很强的适应能力,可以根据外界环境的改变而产生一系列正常的生理性反应,这些生理反应可以提高对外界环境的适应,我们将身体的这种反应变化称为"代偿作用"。在高原上也是如此,代偿作用使我们能够更好地面对高原缺氧环境。

小王:哦,我明白了,就是说虽然高原上缺氧,但是我们的身体也是有调节能力的,那就没什么好担心的了。

老师:有进步,但不全面哟!咱们的身体是有调节能力,但是调节能力也是有一定限度的!

　　高原缺氧对机体的影响主要取决机体暴露于高原的速度、在高原停留的时间以及海拔高度,依据上述因素,可对高原缺氧进行分类:

　　1. 依据机体缺氧发生的速度,可分为:

　　(1)急性缺氧:从数秒钟、数分钟、数小时至数天的缺氧过程。

　　(2)慢性缺氧:从数周、数年至数十年的缺氧过程。

　　2. 依据机体缺氧的持续时间,可分为:

　　(1)连续性缺氧:进入高原后,持续处于高原缺氧环境中所产生的缺氧过程。

　　(2)间歇性缺氧:反复间断暴露于高原缺氧环境所产生的缺氧过程。

　　3. 依据机体缺氧对人体影响的程度,可分为:

　　(1)轻度缺氧:一般指无不良反应,仅出现呼吸和心率加快等生理反应,属于缺氧的可代偿阶段,很少发生高原病。

　　(2)重度缺氧:在海拔 3 000 米以上高原地区,机体可出现严重缺氧反应,高原病发病率显著升高,劳动能力显著降低,常常要进行吸氧。

　　我们的身体虽然对高原缺氧有代偿功能,但这种代偿能力是相对的、有限的,在面对高海拔或者快速进入时,如果环境缺氧的程度超过了我们身体代偿的限度,我们仍然可能出现缺氧损伤,所以可不能掉以轻心、肆无忌惮哦!

一、对呼吸系统的影响

> **小王:** 原来高原缺氧还分这么多种情况,那缺氧到底是怎样影响我们身体的呢? 我们的身体这么复杂,这么多器官,都会有哪些影响呢?

> **老师:** 刚刚我们讲到了缺氧,还记得我们身体是怎么从外界摄取氧气的吗?

> **小王:** 是呼吸,我们通过肺的呼吸作用摄取氧气。那么当我们进入高原环境时,呼吸是否会受到缺氧的影响?

> **老师:** 非常好,我们人体就是通过呼吸作用从外界摄取氧气。刚上高原时,呼吸系统最明显的变化是:呼吸加深、加快。呼吸系统是人体与外界进行气体交换的系统。"呼"是排出体内的二氧化碳,"吸"是从空气中吸取氧气。在平原,健康人静息时每分钟呼吸 12~18 次即能保证人体获得足够的氧气。在高原,由于气压低、空气稀薄,同体积的空气中氧气含量减少,要获得同样质量的氧气就必须吸入更多空气。因此,人体就必须增加呼吸次数、加深呼吸,即呼吸加深加快。随着人体对高原环境的习服,呼吸次数会逐渐下降,直至稳定。

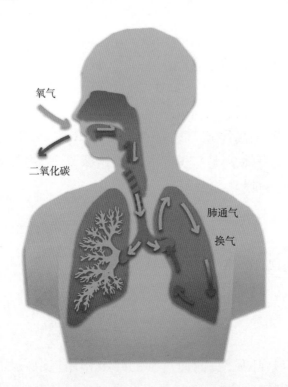

氧气

二氧化碳

肺通气

换气

小王:呼吸加深加快?那如果我早早就练习呼吸,提高呼吸速度,是不是就会比别人更能适应高原缺氧啊?

老师:对的,呼吸训练确实可以缓解高原缺氧,但呼吸练习可不是你说得这么随意,是有专门方法的。腹式呼吸训练是常见的呼吸训练方法之一,一般以下列步骤训练:

1. 吸气

采用仰卧位或坐位,放松全身,经鼻慢吸气 3~5 秒,过程中注意肩膀及上肢保持不动,隆起腹部,通过腹部肌肉用力使腹部最大限度地向外扩张。

2. 屏气

屏住呼吸 1 秒。

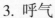

3. 呼气

缓慢呼气 3~5 秒, 通过腹部肌肉和脊柱周围肌肉用力, 收缩腹部。按以上步骤循环。练习过程中, 呼吸要深长且缓慢, 体会腹部的上下起伏。刚开始练习时, 每次练习 1~2 分钟, 后可逐渐增加至每次 5~15 分钟, 每日练习 1~2 次。

小王: 哦哦, 腹式呼吸训练, 我记住了!

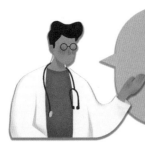

进入高原, 机体会反射性地使呼吸加深加快, 这种现象称为"低氧通气反应", 是对高原缺氧的一种适应性反应, 低氧通气反应强的人对高原适应性强。

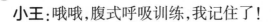

二、对心血管系统的影响

小王: 老师, 您刚刚说过, 运动的时候我们身体消耗氧气量更多, 所以我们跑步的时候心跳加快也是为了提高供氧, 那么在高原上也会这样?

老师: 说对了! 心脏通过不断地跳动维持着我们的生命, 是人体最重要的器官之一。我们日常中熟知的"心跳", 实际上是心肌的收缩和舒张, 心脏通过不断的收缩和舒张, 为血液循环产生动力,使氧和各种营养物质通过血液运送到组织、细胞,同时将组织、细胞产生的二氧化碳和代谢产物带走。正常人在安静状态下每分钟心跳的次数称为"心率",每分钟心脏泵出的血液量称为心排血量(心输出量),两者都与心脏的收缩和舒张功能有关。血管是血液在身体内循环运输的管道,根据血管结构和功能的不同,可以分为动脉、静脉和毛细血管。进入高原后,缺氧会导致血流中的氧含量降低,单位体积的血液中氧含量减少,要保证人体组织器官的氧气够用,心脏只有加快工作。因此,我们的心率变快、心输出量变高,增加血液循环对氧的运输和对组织器官的血液供应。心率随着海拔的升高而增加,通常海拔每上升1 000米,心率增加10%。在高原上停留几个月后,适应缺氧的人们安静状态下心率可减慢至平原的水平。

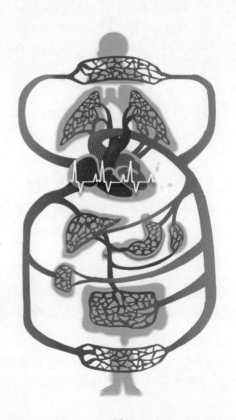

小王：心跳原来是心脏的收缩和舒张，我还一直好奇心脏是怎么"跳"的呢！我以前学过，氧是通过和血液中的红细胞结合然后通过血管运输到全身的，我猜咱们的血管也会发生一些变化对吧？

老师：人体的血管可以在神经和血管活性物质作用下，发生收缩和舒张的变化，从而调节组织器官的供血量。进入高原后，皮肤、四肢肌肉、肾脏的血流会减少，而脑、心脏、呼吸肌（与呼吸有关的肌肉）等重要器官的血流相应增加，这些都是我们的身体对缺氧环境的代偿反应，对我们适应高原环境具有重要意义。长期在高原生活的人群的骨骼肌、心肌和大脑等组织中毛细血管密度会有所增加，有利于改善组织的供氧量。

小王：原来如此！心脏和血管都可以以自己的方式进行收缩和舒张来调节身体的供氧。那血压呢？血压会怎么变？

老师：平原人进入高原后，特别是到达海拔 3 000 米以上地区时，血压确实也会发生变化，主要与进入高原的海拔高度和在高原居留的时间有关。初到高原时，多出现血压上升，在高原居留一定时间后，血压可能出现不同形式的变化，多数人血压恢复正常，少部分人血压持续性降低，形成高原低血压，还有部分人血压持续性升高，形成高原高血压。这些血压异常的人回到平原居住 10~30 天后，血压可恢复到正常水平。

小王:这个血压是指我们平时测量的血压吧？您刚刚也提到,不同器官的血管舒缩程度是不同的,那是不是不同器官血管内压力的变化实际上不是完全一样的?

老师:是的,我们用肺和脑来举例。进入高原后,肺血管的收缩会使肺动脉压力升高,适当的肺动脉压力升高有利于肺部的气体交换,使血液在经过肺组织时能够摄取更多的氧;但过高的肺动脉高压也是高原肺水肿发生发展的重要病理基础。急进高原时出现的肺血管收缩和肺动脉压的升高,可以在返回平原后恢复正常。慢性持续缺氧还会使肺血管的结构发生改变,导致血管壁增厚,管腔狭窄,形成持续性肺动脉高压。轻度肺动脉高压可以改善肺换气,是对抗高原缺氧的机制之一,但中、重度肺动脉高压会出现呼吸困难、胸痛、胸闷、头晕等。长期肺动脉高压还会增加心脏的负荷,引起右心肥大,严重时可能导致心衰。

脑部血管扩张使脑血流量增加,以此来保证缺氧环境下大脑的供氧。但是,脑血流量增加也会引起脑组织体积的增大,而脑组织所在的颅腔容积是固定的,这就会引起颅内压的增高,这也是一部分人到了高原以后出现头痛的原因。在急进高原时脑血流量的增加可以通过吸氧或返回平原恢复正常。

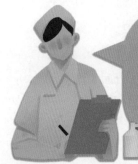

高原缺氧对原发性高血压人群也有影响,可能使患者出现血压进一步升高,因此患有严重高血压的人群不宜进入高原。

三、对血液系统的影响

小王：刚刚只想着心脏和血管的收缩和舒张了，可以与氧结合的红细胞呢？红细胞怎么变化的？我觉得应该变得越多越好，这样才能运输更多的氧。

老师：红细胞确实可能变多，但可不是越多越好。你已经知道血液在血管中循环，为机体输送氧和营养物质。血液是由血浆和血细胞组成的，血细胞包括红细胞、白细胞和血小板等，其中红细胞数量远远多于其他血细胞的数量，它的功能主要就是携带运输氧。平原人进入高原几个月内，红细胞数量会开始逐渐增加，一般在3~6个月后，大部分移居者的红细胞数量开始稳定并基本维持在较高水平。红细胞增多有利于血液在肺部结合更多的氧，是一种代偿反应。然而少部分移居者红细胞数会继续逐渐增多而成为高原红细胞增多症患者，红细胞过度增多会增加血液的黏滞度，使血液在血管中流动的阻力升高，不利于血液的流动和循环，反而会加重缺氧。

小王：红细胞过多反而还会加重缺氧？想想也是，外界环境中的氧气变少了，红细胞只是运输工具，运输工具再多，没有货物也没什么用，而且还可能造成交通拥堵，是这个意思吧？

老师：对的！而且如果没有结合氧的红细胞比例过高的

话,也会表现出来。氧进入血液,实际上是结合到红细胞中的血红蛋白上。结合了氧的血红蛋白叫作氧合血红蛋白,为鲜红色;没有结合氧的血红蛋白叫作脱氧血红蛋白,为暗红色或青紫色。正常情况下,我们的嘴唇、口腔和甲床的颜色是红色或粉红色的,面部、手掌和耳廓等处的皮肤是白里透红或微带棕色透红。进入高原后,由于机体摄取的氧不足,没有足够的氧与血红蛋白结合,导致血液中脱氧血红蛋白浓度增高,当脱氧血红蛋白比例增高到一定程度时,会使皮肤、嘴唇等颜色变成紫色或青紫色,称为发绀。我们可以根据发绀的程度大致估计缺氧的程度,比如发绀的颜色越深,说明缺氧可能越严重。

小王:原来是这样啊,又学到一个新词:发绀!

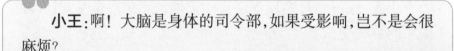

四、对神经系统的影响

老师:除了上面说的脑血管舒张以外,咱们的大脑也会受缺氧的其他影响。

小王:啊! 大脑是身体的司令部,如果受影响,岂不是会很麻烦?

老师:是会产生很多表现,这还得从咱们大脑的特点说起,在机体的所有器官中,中枢神经系统氧耗最高,对缺氧也最敏感。我们的大脑以高氧耗的有氧代谢为主,其重量约占全身重量的 2%,但耗氧量却占全身耗氧量的 20% 以上,脑细胞对缺氧尤其敏感。因此,到了高原以后,由于脑组织供氧减少,常常会出现神经、精神等方面的变化。急进高原时,登高速度越快,缺氧的症状越明显。机体可能因为神经系统缺氧而表现出一些神经精神症状。如轻度缺氧时,神经系统兴奋性增强,可表现为特殊的醉酒态、欣快感、情绪紧张、容易激动等,缺氧时也可能会出现头痛、头晕的症状,此时注意力也可能难以集中,没办法集中精神解决一道复杂的问题或者阅读晦涩的文章。如果缺氧程度进一步加重,除上述情况外,还可能会出现乏力、困倦、总想睡觉的表现。慢性缺氧时,可能出现容易疲劳、记忆力减退、失眠、食欲减退等。面对高原环境,如果机体长期处于生理及心理上的应激,也可能使人产生压抑、焦虑等心理问题。

小王:都是这些感觉层面的影响?那我可要好好调整心情!

老师:可不止! 缺氧也可能引起感觉器官功能减退、视觉和听觉障碍等影响。急性缺氧会使我们的视觉下降,尤其夜间视力受影响更为严重。通常,自海拔 1 200 米起即可出现障碍,平均海拔每升高 600 米夜间视力下降约 5%;缺氧也会使我们的听力出现不同程度的下降,其原因除听敏度下降外,也与空气的密度降低有关。大约在海拔 5 000 米附近,会出现高频范围的听力下降,即对相对尖细的声音变得不敏感;随着海拔进一步增高,中频及低频范围的听力也会显著减退。在海拔 3 000~5 000 米高原,一些精细的技术操作,即使已经熟练掌握,也可能会显得吃力。缺氧严重时,对神经的影响还会使运动协调能力进一步受损，出现运动迟缓、姿态改变、肢体软弱无力、步态蹒跚等表现。不过好好调整心情在改善这些表现方面确实会有积极的作用！

缺氧对神经系统的影响：工作速度减慢、效率降低；精神抑郁，与人沟通能力下降；注意力不集中，推理缓慢，记忆困难；感官异常；兴奋性增强，情绪不易控制。

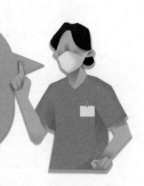

五、对消化系统的影响

小王：高原好像有很多美食，我要是去高原的话，肯定要好好大吃几顿！吃饭方面有什么需要注意的吗？

老师：如果到了高原能吃能喝，那还真是件好事呢！我们吃下去的东西都是通过消化过程来完成营养的吸收。消化是指我们吃下的食物在消化道内被分解为小分子的过程。人体的消化方式有两种，一是通过消化道肌肉的舒缩活动，将食物磨碎，并使之与消化液充分混合，以及将食物不断地向消化道远端推送，例如胃肠道的蠕动，这种方式称为机械性消化；二是通过消化腺分泌的消化液完成，这种方式称为化学性消化。

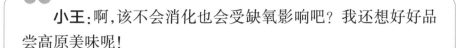

小王：啊，该不会消化也会受缺氧影响吧？我还想好好品尝高原美味呢！

老师：消化确实会受影响，在高原缺氧环境中，机械性消化和化学性消化速度均会降低。缺氧会导致胃蠕动变慢，使食物从胃中排空的速度降低；肠活动也受到抑制，张力减弱，蠕动的速度和幅度均减小，这些变化会降低机械性消化的速度。随着海拔高度的升高，缺氧引起的大脑皮质高级中枢功能紊乱会导致腺体分泌抑制现象，引起唾液、胃液、肠液、胆汁等分泌减弱，同时缺氧也会导致肝的消化功能减退以及消化道血管的收缩，这些变化会降低化学性消化的速度。在刚进入高原的一段时间内，由于消化和吸收功能受到影响，食欲会下降，体重也会相应减轻。缺氧导致的能量代谢障碍还会引起胃肠道黏膜充血水肿，对自主神经末梢产生刺激，出现食欲减退、恶心、呕吐、腹泻等表现。由于高原大气压力降低，胃肠道内气体膨胀，还会出现胃肠道胀气感，海拔高度越高，胃肠胀气越明显。

小王：听说进入高原后体重能减轻，这太好了，可以帮助我减肥。

老师：进入高原初期，会出现体重减轻，这主要是因为：

1. 在高原缺氧环境中，不论是运动还是休息时，人体的能量消耗都高于平原，能量需求是平原环境的 110%~150%。

2. 缺氧引起食欲下降，导致我们没有胃口，食物摄入量减少。

3. 人体主要的营养物质,比如脂肪和糖类的代谢发生了改变,同时高原缺氧会使营养素的吸收出现障碍。

4. 高原缺氧环境使人体呼吸加快,同时高原空气干燥,人体水分流失过多,造成机体脱水,使体重减轻。

5. 由于急性高原反应等原因,我们身体也会消瘦。不过这种现象是暂时的,待我们适应了高原环境,体重就可以恢复,同时我们也不能把高原环境食欲下降、体重减轻作为减肥的措施,越是不想吃,越要通过饮食结构的调整,增加营养摄入,这对我们在高原维持身体健康非常有好处,也会帮助我们更快适应。

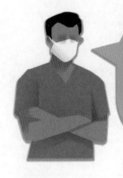

到高原后食欲减退会使体内营养物质不足、体重降低。因此,没有胃口时也要尽可能按时吃饭,可以准备一些开胃的食物,如咸菜、辣酱、果酱和零食等。

✚ 六、对泌尿系统的影响

小王:好吧,看来缺氧的影响真的是方方面面,一直在影响人们的衣食住行和吃喝拉撒啊!

老师:既然你提到了吃喝拉撒,我们就一起把吃喝以外的影响也聊一下吧！人体的泌尿系统由肾、输尿管、膀胱和尿道组成，其中肾脏是维持机体内环境相对稳定的最重要的器官之一。缺氧时机体为了保证心、脑等重要器官的血供，会进行血液重新分配，导致肾脏中的血流量减少，引起泌尿系统的功能异常，主要表现为尿量与尿液成分的改变。长期处于高原缺氧环境时，机体会逐渐习服于高原缺氧环境，泌尿系统的状态在一定程度上得以恢复。人体进入高原时的尿量变化与机体对缺氧的耐受性相关。如果机体对缺氧的耐受性好，可出现持续数天多尿；反之，则引起少尿，后者常容易发生急性高原病。

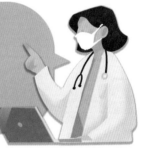

尿量增多是对高原适应良好的表现，但同时也需要注意，尿量增多可能使机体脱水，要注意饮水，避免机体脱水。

➕ 七、对劳动能力的影响

小王：高原上各种因素影响这么多，那到了高原岂不是什么都做不了？

老师：从平原进入高原后，我们身体劳动能力普遍会降低，降低的程度与海拔高度、进入高原的速度和在高原上停留的时间有关。在海拔1 500米的高原上，海拔每增高1 000米，劳动能力降低约 10%。随着高原居留时间的延长,劳动能力会有所恢复,但无法恢复到在平原时的水平。即便如此,如果觉得什么都做不了,那也未免太悲观。高原对身体的生理功能产生了种种影响,但也不要过分担心,我们的身体也会逐渐习服适应高原环境,通过有针对性的锻炼还可以促进机体对高原的习服适应。

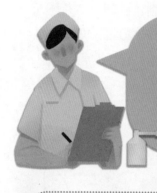

进入高原早期勿剧烈运动,会加重缺氧而诱发急性高原病,还会损伤心脏。建议多休息,关注身体反应,适当体力活动,循序渐进,逐步增加活动量。

✚ 八、高原缺氧与寒冷的交互影响

小王:明白了,就是要时刻关注身体状况,量力而行,循序渐进。那高原还有其他方面会影响我们的身体吗?

老师:当然有,如果说缺氧排第一的话,那寒冷应该就是排第二了。高原缺氧使机体对寒冷的代偿反应减弱,缺氧与寒冷共同作用,不利于人体对高原的习服适应,同等海拔高原上气温越低,高原反应越重。因此,寒冷和缺氧之间的交互作用,可加重高原对人体健康的损伤。我们的机体在寒冷环境中可以通过骨骼肌和肝脏等器官代谢的增强来增加产热,以维持体温,但缺氧时代谢反应减弱,因此高原缺氧环境不利于体温的调节。寒冷会使尿量增多,促进高原缺氧环境中水分的流失。缺氧和寒冷还可使人体交感神经兴奋,使心率增快、血压升高,增加心脏的负担,对于患有心血管疾病的人群,可能引起病情的进一步加重。高原上冷空气可损伤呼吸道,增加呼吸时的阻力,诱发支气管痉挛和支气管炎;寒冷还是高原肺水肿的重要诱发因素,可通过加重缺氧引起的肺血管收缩和肺动脉高压来诱发高原肺水肿。寒冷会加重缺氧对脑体作业能力的影响,出现冷漠、易激动、注意力不集中、幻觉等症状,还可以通过对肢体的感觉和操作功能以及运动灵活性的影响降低人们的工作能力。

寒冷不利于人体对高原的习服适应，同时也是高原病的重要诱因，寒冷与缺氧同时作用，可加重高原对人体的损伤。

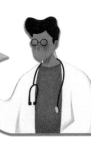

➕ 九、人体对高原环境的习服

小王:对的,一时忘记了高原本身的气候特点了,原来寒冷和缺氧会产生交互影响。您前面提到了高原习服,习服是什么意思啊?

老师:高原习服是高原医学术语,是指平原人进入高原以后,机体发生的一系列生理性的反应,以适应高原缺氧环境。听说过"水土不服"这个词吧? 水土服了就是习服。

机体对高原缺氧环境的习服主要是围绕对氧的"摄取 - 运输 - 利用"这个过程来进行的,例如进入高原后呼吸加深加快、红细胞和血红蛋白增多、毛细血管增生、细胞利用氧效率增强等,这些改变都提高了机体对氧的利用,使人体逐渐适应高原缺氧环境。人类对高原环境有很强的习服能力,通过习服,大多数人都可以在高原上正常的生活和工作,只有极少数习服不良的人群会发生高原病。采取科学的防护措施有利于促进对高原环境的习服、防止高原病的发生。

机体对高原缺氧环境的习服是逐步建立和完善的,需要时间。根据习服的程度可分为三个阶段:

1. 初步习服

进入高原 7 天以上,高原反应症状基本消失,安静状态下呼吸、心率明显下降,接近正常范围,血压基本恢复,轻度劳动作业后无明显不适。

2. 基本习服

进入高原一个月以上,呼吸、心率恢复至正常范围(表2-1),血压稳定,红细胞数量有所增加但也已趋于稳定,中度劳动作业后无明显不适。

表 2-1　高原习服人群呼吸、心率、血压、红细胞和血红蛋白

指标	范围
呼吸	16~20 次 / 分钟
心率	50~90 次 / 分钟
血压	
收缩压	90~130 毫米汞柱
舒张压	50~90 毫米汞柱
红细胞	$<6.50 \times 10^{12}$ 个 / 升
血红蛋白	<200 克 / 升

3. 完全习服

进入高原 6 个月以上，重度劳动作业后无明显不适，红细胞数量和血红蛋白含量稳定于正常水平（表 2-1）。

平原人对高原环境的习服程度除了需要一定的时间外，还受居住地海拔高度和机体状况等多种因素影响，以下因素有助于机体对高原环境的习服：

1. 个体因素

拥有健康体魄、精力充沛、爱好运动的青壮年对高原缺氧的抵抗能力一般较强，因此加强锻炼、增强身体素质有利于对高原环境的习服。

2. 气候因素

高原地区寒冷的气候会降低机体的习服能力，做好防寒保暖可以增强机体对高原的习服能力。

3. 精神心理因素

正确认识高原，消除对高原的紧张、恐惧情绪有助于提高机体对高原的习服能力。

4. 进入速度

进入高原速度越快习服越差，控制登高速度可以促进机体对高原环境的习服。

5. 劳动强度

进入高原后的适应性锻炼应循序渐进，注意劳逸结合，劳动量和劳动时间要控制得当，延长睡眠时间，可以促进机体的习服。

6. 营养状况

在高原上提高糖、蛋白以及维生素在饮食中的比例，有助于提高机体对高原的习服能力。

7. 缺氧预适应训练

通过科学的方法，在进入高原前进行缺氧预适应或者呼吸训练，可以提高机体对高原的习服能力。

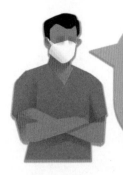

可以参考以下五个方面来判断自己对高原环境的习服情况：吃得下，睡得香，跑得动，笑得出，排得畅！

小王：我明白了，高原习服是平原人进入高原后的适应过程，习服好了就能在高原正常的生活和工作。那我想问，如果我习服高原后回到内地，当再次进入高原时，还需要再经过习服的过程吗？

老师：需要再次习服！高原习服有个特点，就是不具有长期保留性，如果你离开了高原，机体已经建立的对高原缺氧环境的适应性会逐渐消失，再次进入高原后机体要重新习服。所以要注意，每次上高原都要科学防护，不能因为以前没有发病而轻视。

初入高原的平原人，可能发生口唇青紫、呼吸加深、心跳加快、血压波动、记忆力和劳动能力下降、胃肠道功能降低等，这些都是正常反应，不必恐慌。人对高原有很强的习服适应能力，只要科学防护，大多数人都能正常工作和生活。

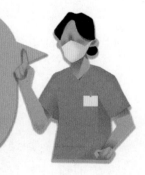

小王通过学习咨询,做了以下学习笔记:

高原对人体生理功能影响

1. 缺氧的分类：急、慢性缺氧；连续、间歇性缺氧；轻、重度缺氧；

2. 缺氧使呼吸加深加快，腹式呼吸训练可以提高对缺氧的适应；

3. 缺氧会增加心率，血管不同程度舒缩可保证重要器官供氧；肺动脉收缩有利于血液与氧结合，脑血管扩张有利于脑部供氧，但两者过度了都不好；

4. 慢性缺氧会使红细胞逐渐增多，血液中脱氧血红蛋白比例过高的话，会出现发绀；

5. 缺氧影响大脑会产生多种表现，轻松愉悦的心情有助于更好的适应缺氧环境；

6. 缺氧会降低消化能力，要按时吃饭，保证营养；

7. 尿量增多是适应缺氧的表现，但是要注意饮水，避免脱水；

8. 高原上劳动能力会降低，但通过习服可以一定程度上恢复，科学的方法有助于促进习服；

9. 缺氧和寒冷会对人体产生交互影响，要注意防寒；

10. 高原习服：平原人进入高原后，机体发生一系列生理性反应，以适应高原缺氧环境的过程，习服不具有长期保留性。

（高志奇）

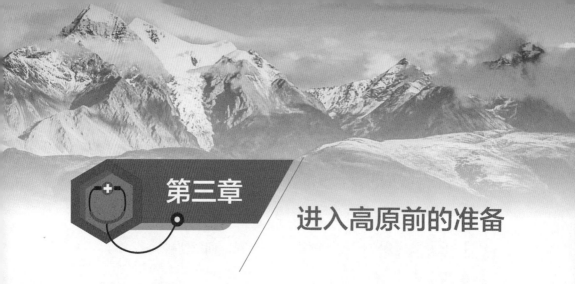

第三章

进入高原前的准备

在了解了高原对人体的影响后,小王萌生了亲自去高原考察的想法,于是向老师了解了进入高原前的准备相关知识。

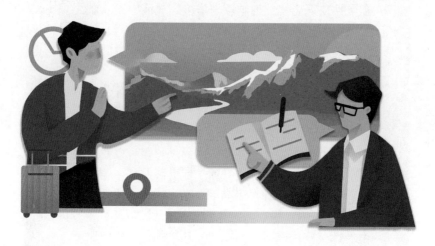

小王:高原的美让人向往,但高原对人体也会产生影响,那进入高原前应该做好哪些准备呢?

老师:的确,高原是一个神秘而又神圣的地方,高原环境优美,自然风光秀丽,并具有独特的高原文化特色,让人向往。但高原缺氧、寒冷、干燥和强紫外线等特殊环境因素也会对机体产生影响，甚至诱发高原病，威胁我们的健康。因此，我们在进入高原前，一定要做好充分的准备，包括制订周密的行程计划，并做好心理、身体、物资和药品等准备。

 一、行程计划

小王：老师，您说的制订行程计划，具体是指哪些呢？

老师：高原出行，可不能"说走就走"，要尽可能早的提前做好规划，包括具体的行程安排、路线选择、驻点位置以及相应的物资供应保障措施等，还要对行程中途经地气候、海拔高度、路况等进行充分了解，并积极做好应急应对方案和措施。

小王：需要这么复杂吗？为什么呢？

老师：人进入高原后都需要一定的时间来习服适应高原，所以不要把行程安排得太紧，要给自己的身体留出足够的适应高原的时间，主要目的是避免让自己的身体过度疲劳，以防诱发急性高原病。特别是行程初期，也是急性高原病的好发期，更应该多加注意。通常，进入高原要遵循循序渐进、阶梯上升的基本原则（尽可能先去海拔相对低的地方，再逐步选择较高海拔的目的地），这样可以让你的身体逐步适应高原，急性高原病的发生率也会显著降低。途经的住宿地点要尽可能选择海拔相对较低的地方,因为海拔相对较低,环境氧分压会相对较高,也就是氧相对更充足,缺氧症状也会相对减轻,这样你通常会休息得更好,第二天的精神状态也会更好,这对你适应高原是很有利的,这也是继续完成后续旅程的重要保障。**记住要点及原则:提前规划,放慢节奏,循序渐进,阶梯上升。**

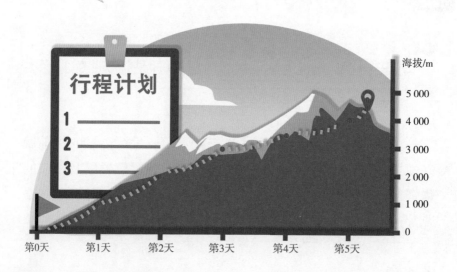

➕ 二、心理准备

小王:原来是这么回事,但让我觉得对高原有点恐惧了。

老师:那倒没必要,虽然高原环境对我们的身体会有一定的影响,但我们的机体对高原环境也具有很好的适应能力。通常,只要采取科学的防护措施,大多数人都能很好地适应高原环境。重要的是保持良好的心理状态,良好的心态可是应对高原反应的良方哟,但是也确实应该注意防止不良的心理状态影响我们。随着社会经济的发展,高原保障措施也在逐步完善,很多内地人士选择到高原地区工作和生活,国内也不乏有五六十岁的非专业人员成功登上过珠穆朗玛峰。

小王:进入高原会出现哪些不良心理状态呢?

老师:通常来说,进入高原后,部分人容易出现恐惧、忧虑、焦虑、悲观和无所谓等不良心理状态。

小王:能具体介绍下为什么会出现这些不良心理状态吗?

老师:恐惧、忧虑心理,主要见于对于高原环境不完全了解,担心自己不能适应高原环境的人;焦虑心理主要见于非自愿去高原的人,他们多急于返回平原,容易心烦意乱,日夜不宁;进入高原后出现高原反应,又不能马上离开高原者容易产生悲观心理,会降低机体的抵抗力;那些平时身体素质较好的人,容易产生对高原环境满不在乎的无所谓心理,容易过度兴奋,如果不注意休息,很容易诱发高原病;上述这些情况都值得关注。

小王:难怪先前老师告诉我要好好调整心情,原来心理状态真的会影响我们的高原适应能力!

老师:是的,实践证明,性情开朗、心情愉快者,进入高原后高原反应往往较轻,而情绪沉闷、心理压力较大者,进入高原后高原反应明显较重。心理测试结果也表明,情绪稳定者进入高原后急性高原病发病率较低,而情绪不稳定者急性高原病发病率较高。可见,主动消除不良心理,对预防高原病十分重要,所以很有必要进行心理调整。

小王:那该如何调整不良心理状态呢?

老师:对待高原,我们要做到"战略上藐视,战术上重视!"不能掉以轻心,也不能忧虑过度。同时,要坚定信心,积极做好应对,尽可能地树立正确的思想态度,保持良好的心理状态。**记住要点及原则:正视高原,做到战略上藐视,战术上重视!**

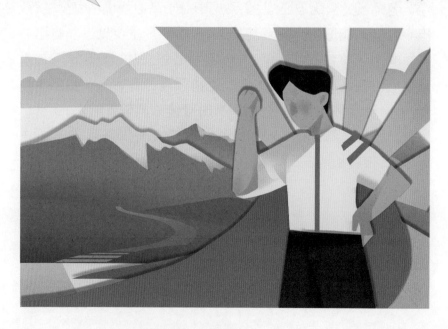

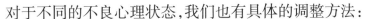

对于不同的不良心理状态,我们也有具体的调整方法:

1. 对于有恐惧、忧虑心理的人,一方面可主动了解高原环境相关知识,做到心中有数,心理状态自然就会有所好转;另一方面,同行人员也要积极帮助开导,有高原经验的人可通过讲述自身高原经历和感受,来调整他们的心理状态。

2. 对于有焦虑心理的人,同行人员在进入高原前要充分与其进行思想沟通,尽可能取得其同意再进入高原;进入高原后也要积极进行疏导,可从其急于返回平原的原因入手,积极开导,尽可能减少其焦虑。

3. 对于有悲观心理的人,如果其只是有较轻的高原反应,医生鉴定后可以继续留在高原,单纯只是心理悲观,可在咨询医生时尽可能得到医生的鼓励和认可,这可以很大程度减轻其悲观心理;同行人员也要经常性的进行开导和鼓励,让其建立起应对高原的信心。

4. 对于有无所谓心理的人,除了自身加强注意外,同行人员要积极做好监督工作,避免其进入高原后过度兴奋,时刻提醒其要注意休息,避免过度劳累,诱发高原病。

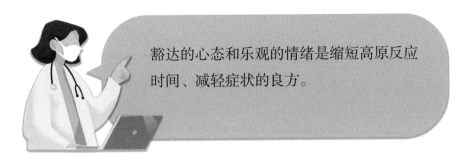

豁达的心态和乐观的情绪是缩短高原反应时间、减轻症状的良方。

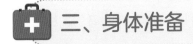

三、身体准备

老师:除了心理上的准备,我们还需要做好身体上的准备。

小王：那具体怎么做好身体准备呢？

老师：主要是做好两个方面的工作，一是做好健康体检，二是适应性锻炼。健康体检，就是在你去高原前，通过到医院健康管理中心体检了解自己的身体状况，做到心中有数。如果你既往身体康健，且体检也无特殊疾病，一般都能较好的适应高原。如果患有某种疾病，那就应该征求医生的专业意见和建议，明确是否能进入高原，同时要问清楚应该注意些什么。

小王：听说感冒了不建议去高原，那具体患有哪些疾病就不适合进入高原了呢？

老师：一般来说，如果患有以下这些疾病的话，就不宜或需暂缓进入高原了：

1. 患有器质性心脏病、严重心律失常。

2. 患有严重呼吸系统疾病并有严重呼吸功能障碍者，如慢阻肺、支气管扩张、频繁发作的哮喘，以及活动性肺结核等。

3. 患有严重的血液病，如严重贫血或凝血功能障碍等。

4. 患有脑出血、脑血栓或脑血管畸形等。

5. 患有癔症、癫痫或严重神经衰弱者等。

6. 患有急性传染性肝炎、处于慢性肝炎活动期者，以及胃和十二指肠溃疡活动期患者。

7. 患有肾脏疾病并有严重肾功能障碍者。

8. 患有感冒、体温超过 38℃、全身或呼吸道症状明显者，需暂缓进入高原。

9. 曾患过高原肺水肿、高原脑水肿者,不宜进入更高海拔的高原。

10. 妊娠期妇女不宜进入高原。

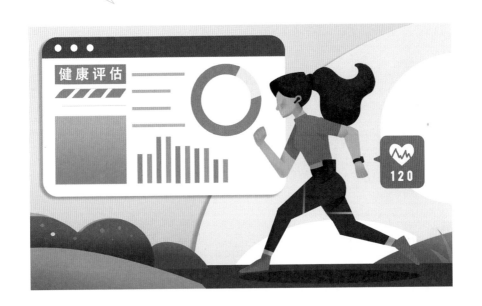

小王:适应性锻炼有用吗?具体应该怎么做?

老师:一般来说,运动能力强的人,心肺功能也较好,对高原环境的耐受能力也较强。因此,进入高原前,积极进行适应性的锻炼对提高机体对高原的耐受力,加快对高原环境的适应是非常有效的。但也要根据自身实际,循序渐进地进行适应性锻炼。

实践证明,适应性锻炼可有效提高机体耐缺氧能力,并降低高原病的发生率。适应性锻炼的方法通常以快步行走、登山、中长跑和游泳等有氧耐力运动为主。如果有条件,可采用低压氧舱、低氧房、模拟缺氧呼吸器等,在模拟高原缺氧条件下进行训练,这样可以充分调动机体的内源性保护机制,有效提高机体的缺氧耐受力和适应能力,降低高原病的发生率。**记住要点及原则:做好健康评估,科学训练,积极应对!**

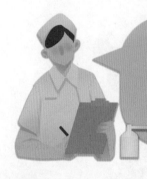

能增强人体心脏和肺功能的体育运动项目都能在一定程度上提高人体的抗缺氧能力,体育锻炼要依据自己的实际情况循序渐进的进行。

四、物资准备

小王:高原环境这么特殊,是不是也要准备些特殊物资呀?

老师:去高原,物资准备当然是必需的。高原具有昼夜温差大、日照时间长、空气干燥、紫外线强等气候特点,因此,进入高原必须准备相应的防护装备,以充分应对高原的特殊环境。包括四季衣物、墨镜、防晒护肤品和开胃食品等。

小王:我只是去旅游,又不是去常住,为什么要带四季衣物呢?

老师:这主要是因为在海拔 3 000 米以上高原,年平均气温在 0℃以下,冬季低温甚至可达 –40℃。高原的昼夜温差也大,温差可达 10~20℃以上。在高原,"一天四季"的现象很常见,即"早是春,午是夏,暮是秋,夜是冬。"因此,你无论什么季节去高原,都要带上御寒衣物。即便是在夏天去高原,你也要带上毛衣、秋裤和毛背心等,还要带上一件防风防水的外套,这很实用。春、秋天去高原,你要带上毛衣、毛裤和防寒服等。冬季去高原,羽绒服、棉大衣、棉皮鞋、棉手套和棉帽子等,都是必须要带的。在高原穿衣服,通常要遵循宁热勿冷的原则,因为受凉感冒了很容易诱发高原病。你可以体会一下,在海拔 5 200 米的珠峰大本营,即便是在夏天最热的时候,晚上穿上棉大衣你依然会冷得瑟瑟发抖。

小王:墨镜和防晒护肤品应该都是常规要准备的吧,有什么需要特别注意的呢?

老师:墨镜兼有太阳镜和防止眼部灼伤的双重功能,可有效避免太阳直射和冰雪反射强紫外线灼伤眼睛,所以我们戴上墨镜是非常必要的,是高原出行人手必备的神器。

防晒护肤品也是常规要带的,主要是因为高原日照时间长,紫外线也强,而且空气干燥。这些高原环境因素容易导致日光性皮炎、嘴唇干裂和手足皲裂等皮肤问题的出现。所以要进行必要的防护,比如,准备遮阳伞、防晒帽、防晒霜、护手霜和润唇膏等护肤品,防晒霜应该选择防晒系数高一点的,可有效防止上述常见皮肤问题。如果你的皮肤比较敏感,更应该做好提前防护,如果皮肤问题比较严重,还建议你直接找专业的皮肤科医生进行咨询和治疗。正午阳光照射下很容易发生晒伤,半小时左右可使暴露皮肤脱皮;一小时左右可使皮肤发生丘疹状水疱。

小王:高原不缺食品吧,有什么需要特别准备的吗?

老师:没错,随着社会的进步,高原经济已经逐步发展起来,除了特别偏远地区,内地有的食物在高原也基本都有。但鉴于初到高原后,大部分人的食欲会降低,没胃口,可以带少量自己平时喜欢的开胃零食,这样既能在一定程度上激起你的食欲,也可以为你临时补充能量,所以,带点小食品是不错的选择。另外,如果你考虑自驾出行,一定要规划好行程,明确补给站的位置,备足所需的水和食物。如果补给站之间距离较长,一定要备足饮用水,并带一些干粮,以备不时之需。**记住要点及原则:常备四季衣服,必备墨镜和防晒护肤品,开胃食品也有用。**

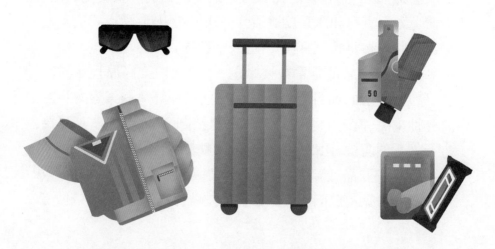

五、药品准备

 小王:进入高原容易生病吗？需要准备药品吗？

老师:药品准备当然是必需的。因为进入高原会使人体的抵抗力有所降低,相比平原更容易生病,且生病后恢复时间比平原更长。比如感冒,在平原感冒了,正常人可能一至两周能够自愈,但是在高原,感冒了可能迁延一月不能完全好转。另外,高原区域广大,医药卫生机构相对较少,保障能力也相对较弱。所以,进入高原,一方面你要做好自身防护,尽可能避免生病;另一方面你也应该自备部分常用药品,以备急需。

 小王:药品的种类实在太多了,具体需要准备些什么？

老师:准备常用的药品即可,具体如下(表3-1):

1. 感冒药

高原气温整体较平原低,温差大,风也大。而且高原旅行,因为缺氧的原因身体更易疲劳,机体免疫力也会降低,所以容易发生感冒,而感冒又容易诱发高原病。因此,去高原要准备感冒药,以备在感冒后及时服用,积极治疗。

2. 止吐药

恶心呕吐是高原反应的常见症状,频繁恶心呕吐一方面会影响食欲;另一方面也容易引起脱水和电解质紊乱。因此,可准备胃复安(甲氧氯普胺)、吗丁啉(多潘立酮)等药,在有呕吐症状时服用,可有效缓解症状。如果是喷射性呕吐,要警惕高原脑水肿(参见第四章高原脑水肿),应立即就医。

3. 止泻药

高原反应或不洁饮食容易引起腹泻,也会导致机体脱水和电解质紊乱等,因此可准备诺氟沙星、洛哌丁胺、黄连素(小檗碱)等药品,在有腹泻症状时服用,可有效缓解症状,但如服药后症状不改善,或症状加重,建议你及时就医。

4. 解热镇痛药

头痛是高原反应最常见的症状之一,头痛还会加重身体不适。发热既会引起身体不适,还会增加机体对氧的需求,影响机体对高原环境的适应能力。因此,可准备布洛芬或散列通(对乙酰氨基酚)等解热镇痛药品,服用后可有效缓解头痛和发热症状。

5. 镇静催眠药

进入高原后,部分人会出现失眠,这也会影响机体对高原环境的适应,甚至诱发高原病。因此,可准备常用的镇静催眠药,如安定(地西泮)、舒乐安定(艾司唑仑)等,可适当改善睡眠障碍。

6. 抗生素

高原会影响机体的免疫功能,加上高原旅途劳累,容易发生细菌感染。因此,可准备阿奇霉素、阿莫西林或头孢类等药,以备感染时服用。

7. 晕车药

目前,汽车仍是高原最常用的交通工具。高原辽阔,多需要长途乘车,加上路况时有颠簸,容易造成乘车人发生晕车。因此,建议准备适量晕车药,如苯海拉明或地芬尼多等,易晕车者可根据路况或乘车时长提前服用。

8. 外伤药

创可贴、云南白药等外伤药可常备,以备不时之需,方便使用。

9. 高原病防治药

急重症高原病往往发病急,进展快,发生后危害也大。有时常因交通不便等因素不能及时就医。因此,可以准备常用的高原病预防药物,如乙酰唑胺、红景天口服液、利舒康胶囊等;常用的高原病治疗药物,如地塞米松、氨茶碱和硝苯地平等。

表 3-1 高原出行常备药物

症状	常用药
鼻塞、流涕等日常感冒症状	日常服用的感冒药
胃部不适,恶心、呕吐	胃复安(甲氧氯普胺)、吗丁啉(多潘立酮)等
腹泻	诺氟沙星、洛哌丁胺、黄连素(小檗碱)等
头痛	布洛芬、散列通(对乙酰氨基酚)等
睡眠障碍,入睡困难、易醒等	安定(地西泮)、舒乐安定(艾司唑仑)等
感染	阿奇霉素、阿莫西林、头孢类等
咳嗽	福尔可定或其他常用止咳药
晕车	苯海拉明、地芬尼多等
外伤	创可贴、云南白药等
皮肤和口唇干裂	保湿霜、润唇膏
冻疮	阿昔洛韦
高原病防治药	氧气、乙酰唑胺、红景天口服液、利舒康胶囊等 地塞米松、氨茶碱、硝苯地平等

药品需在医生指导下使用，建议在出发前咨询医生，弄明白什么情况下需要服药、如何服用等，确定不会产生对这些药品的过敏反应。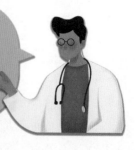

（陈德伟）

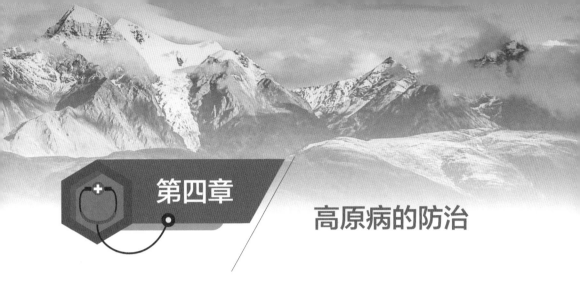

第四章 高原病的防治

　　高原病是发生于高原缺氧环境的特发性疾病，是由于人体对高原缺氧环境习服适应不良出现的一系列临床症状，根据发病的轻缓分为急性高原病和慢性高原病。缺氧是导致高原病发病的主要因素，寒冷、感冒、剧烈运动是高原病的主要诱发因素。海拔越高，发病率越高；登高速度越快，发病率越高；劳动作业强度越大，发病率越高；回到平原后，高原病多可自愈。

　　急性高原病一般是指从平原进入高原地区，或者从高原进入更高海拔地区时，在几小时到几天内发生的各种临床症候群，主要包括急性轻症高原病（急性高原反应）和急性重症高原病（高原肺水肿、高原脑水肿）等。慢性高原病通常指移居高原后由于习服适应不良而引起的一系列临床症候群，主要包括高原红细胞增多症、高原心脏病、高原衰退症等。

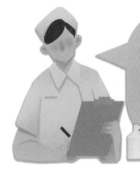

急性高原病主要分为急性高原反应（急性轻型高原病）、高原肺水肿和高原脑水肿，发病高峰为进入高原之后2~3天，上呼吸道感染、寒冷、过度疲劳等为常见诱因。

✚ 一、急性高原反应

> **患者**:医生,我今天坐飞机到了拉萨,感觉有点头痛、脑袋昏昏沉沉的,吃也不想吃,睡也睡不好,我是不是生病了啊?

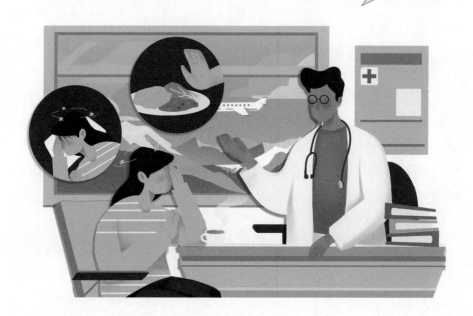

> **医生**:你这个属于急性高原反应的一些症状。
>
> 急性高原反应是我们最常见的急性高原病,也叫急性轻症高原病。它是指当我们从平原进入高原,或者从高原到更高海拔地区后,机体在短时间(几小时或者几天)内出现的一些急性缺氧的表现,主要有头痛、头晕、心慌、气短、恶心、呕吐、食欲减退、鼻衄(鼻出血)、手足发麻、手足抽搐、关节痛、失眠、口唇和指甲青紫色、面部或四肢轻度浮肿等临床症状,多在进入高原 6 小时后开始发病,2~3 天为发病高峰,5~7 天后症状缓解。

患者:怎么判断自己是否出现急性高原反应了呢?

　　医生:很多人初到高原时,或多或少都有些急性高原反应相关的症状,但不是有了这些症状就是得了急性高原病,而要根据急性高原反应的症状和严重程度来判断。一般可根据头痛和呕吐的程度,以及是否有胃肠不适、失眠、乏力等症状,判定是否发生急性高原反应,以及它的严重程度。

　　我们可以通过急性高原反应症状分度与评分表(表4-1)来进行初步的自我评估。

表 4-1　急性高原反应症状分度与评分

症状	分度	评分
头痛		
1. 头痛不明显,无痛苦表情,不影响日常活动。	±	1
2. 头痛轻,无痛苦表情,服一般止痛药后明显好转,不影响日常活动。	+	2
3. 头痛较重,有痛苦表情,服一般止痛药有所缓解,影响日常活动。	++	4
4. 头痛较重,不能忍受,卧床不起,服一般止痛药无效。	+++	7
呕吐		
1. 每日呕吐 1~2 次,呕吐物以食物为主,服一般止吐药后明显好转,不影响日常活动。	+	2
2. 每日呕吐 3~4 次,最后呕吐物为胃液,服一般止吐药后有所缓解,影响日常活动。	++	4
3. 每日呕吐 5 次以上,卧床不起,服一般止吐药无效。	+++	7
其他症状		
头晕、恶心、呕吐、心慌、气短、眼花、失眠、嗜睡、食欲减退、腹胀、腹泻、便秘、口唇指甲发绀、手足发麻等		各记 1 分

该评分表主要通过头痛、呕吐症状的严重程度进行评分，如果还有其他症状，则每有一个症状加 1 分，最后将总计分对应急性高原反应分度及诊断表（表 4-2）可以初步判断有没有发生急性高原反应，以及它的严重程度。评分越高，说明病情越严重。

表 4-2　急性高原反应分度及诊断

分度	标准
基本无反应（±）	总计分 1~4 分
轻度反应（+）	头痛（+），或呕吐（+），或总计分 5~10 分
中度反应（++）	头痛（++），或呕吐（++），或总计分 11~15 分
重度反应（+++）	头痛（+++），或呕吐（+++），或总计分 16 分以上

如你刚才所说，你有点头痛，但还没有影响日常生活，可以记 2 分，头晕昏沉沉，可以计 1 分，吃也吃不下（食欲下降），计 1 分，睡不好（失眠）计 1 分，如果没有其他症状的话，总计分为 5 分，说明有轻度的高原反应。

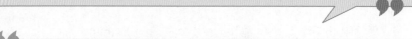
患者：医生，那如果出现急性高原反应了应该怎么办呢？

医生：治疗急性高原反应的原则是休息、吸氧和对症治疗。轻度的反应一般不需要治疗，休息 3~5 天可以自愈。中度的反应除了要注意休息、减少活动，还可以合理吸氧。吸氧对治疗急性高原反应非常有效，宜采用持续性低浓度低流量给氧，氧气流量以 1~2 升 / 分钟为宜。除此之外，还可在医生指导下应用药物对症治疗，例如头痛严重时可适当服用止痛药。

如果一旦出现重度反应,应当立即寻求医生帮助,入院治疗。

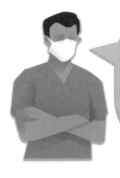

急性高原反应是发病率最高的急性高原病,主要表现为头晕目眩、头痛、胸闷、气急、恶心、呕吐、食欲减退、疲乏无力、睡眠障碍等,轻症不需要处理,重症应休息、吸氧并及时就医,如果处理不当可能发展为急性重症高原病。

患者:医生,那有没有办法预防严重的急性高原反应呢?

医生:首先要保持良好的心态,消除对高原的恐惧心理,避免精神过度紧张,但也不要抱有无所谓心理,而是要正确认识高原,做好科学防护。

进入高原前,可以在医生指导下,适当服用乙酰唑胺、红景天制剂或复方中药制剂(如利舒康)等预防药物。进入高原后要注意防寒保暖,预防感冒;避免剧烈运动和过度疲劳,保证良好的休息和睡眠;多吃碳水化合物和新鲜蔬菜,补充多种维生素;多饮水,戒酒戒烟;多做深呼吸,身体出现不适时可低流量吸氧。此外,在去到一些较高海拔地区的时候,我们可以选择阶梯性的逐渐适应。先到一些低海拔或者中等海拔地区适应几天再继续上升,每天上升海拔不宜过高。

急性高原病的预防措施主要有防寒保暖、预防感冒、保证充足睡眠、适度体能训练、避免疲劳、禁酒、减少吸烟、克服对高原的恐惧心理、保持良好心态。

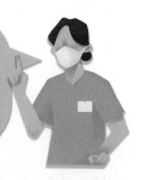

二、高原肺水肿

某旅行团来到海拔 4 000 米时,发现一位女士出现头痛、头晕、呼吸困难、咳嗽时痰液呈粉红色的泡沫样。紧急送医。

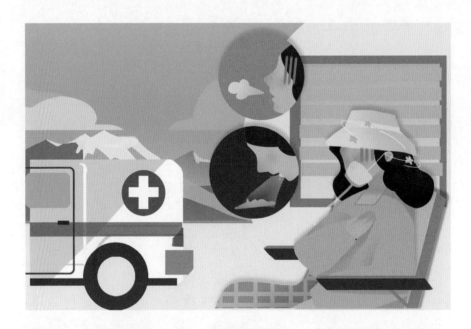

医生:该患者出现了高原肺水肿。

高原肺水肿是特发于高原缺氧环境的肺水肿,起病急、进展快、危害大,如能及时救治,可很快痊愈,无后遗症;若救治不及时,则可能引发严重后果。高原肺水肿属急性重症高原病,一般在海拔 3 000 米以上高度容易发病。

患者:为什么会发生高原肺水肿?哪些情况容易得高原肺水肿?

医生:引起高原肺水肿的直接原因就是缺氧。由于缺氧,导致肺间质和/或肺泡内积聚了过多液体,影响氧气进入到血液,从而加重缺氧。寒冷、上呼吸道感染、剧烈活动、饮酒等因素会促进高原肺水肿的发生。高原肺水肿具有明显的个体易感性和再发倾向,患过高原肺水肿的人再次进入高原时很容易再次发生。

患者:高原肺水肿有哪些典型的症状呢?自己可以判断吗?

医生:高原肺水肿多在夜间发病,主要表现为呼吸困难(休息时也喘不过气)。咳嗽,咳白色、淡黄色或粉红色血性泡沫痰,口唇、指甲、颜面严重发紫,如果用听诊器或者将耳朵贴在病人背部肩胛骨下则可以听到肺部有"水"的声音或泡沫破裂"噼啪"声。如果伴有感染,还可能有畏寒、发热等症状。

"肺三联"是高原肺水肿的重要预警指标,包括"咳嗽、发热、血氧低",其中血氧低是指血液中的氧饱和度明显降低,低于 70% 时尤其要注意。当出现严重呼吸困难(即使在休息也感觉喘不过来气)、咳嗽和严重发绀的症状时,可用指夹式血氧仪测定血氧饱和度,然后缓慢深呼吸 10 次、吸氧 5 分钟。在这种情况下,如果血氧饱和度还不能升高到 90% 以上,说明可能发生了高原肺水肿,应及时就医,实现疾病的早发现早治疗。

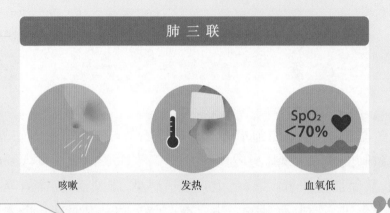

肺 三 联

咳嗽　　　　　发热　　　　　血氧低

高原肺水肿属于急性重症高原病,起病急、进展快、危害大。初入高原者一旦出现不明原因的剧烈咳嗽、胸闷、呼吸困难、咳白色或粉红色泡沫痰,应立即就医!

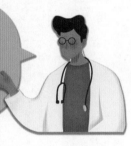

患者:如果发生了高原肺水肿该怎么办?

医生:如果有条件,马上就医。如果缺乏就医条件,可以按照高原肺水肿的治疗原则:严格卧床休息,注意保暖,尽早给氧,尽早服药,安全下撤。

1. 采用半卧位或端坐位休息,注意防寒保暖。

2. 吸氧。一般采用持续高流量(4~8 升 / 分钟)吸氧。如果有单人加压袋或氧气袋就用起来。在无法下撤到低海拔地区时可能需要长时间使用压力袋。

3. 如果有地塞米松、氨茶碱、硝苯地平、乙酰唑胺、速尿（呋塞米）这些药物的话，可以打电话给医生，在医生指导下尽快服用。

4. 尽早下撤到低海拔地区。当然在此过程中也要考虑下送难度和是否有危险。如果路途遥远、翻山越岭、行车颠簸、不能持续供氧，最好就地治疗。

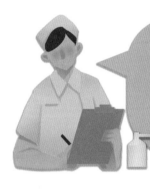

高原肺水肿病人应绝对卧床休息，尽早吸氧，口服氨茶碱、地塞米松、速尿等药物。

患者:有没有什么办法可以预防高原肺水肿?

医生:高原肺水肿的预防要注意以下几点：

1. 患有严重心肺血管疾病者不宜进入高原。
2. 体温在38℃以上的感冒患者不宜进入高原。
3. 防寒保暖，积极预防和治疗上呼吸道感染。
4. 进入高原1周内避免剧烈运动和饮酒。
5. 积极预防和治疗急性高原反应。
6. 进行预先适应性锻炼，有条件的采取阶梯适应逐渐进入高原,避免急速进入高海拔地区。

7. 反复发病者不宜再进入高原。

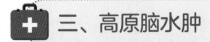

三、高原脑水肿

某患者初到高原,出现头痛,咳嗽。症状逐渐加重,开始言语不清。然后左手臂就动不了了,没有力气,左手掌刺痛,左侧面瘫。紧急就医。

医生:该患者可能发生了高原脑水肿。

高原脑水肿是急性重症高原病中最严重的一种类型。因为我们大脑对氧的需求量高,需要良好的供氧,当我们急速进入高海拔地区,大脑供氧不足就会导致脑组织水肿,引起严重的脑功能障碍、意识丧失。高原脑水肿多发生在海拔3 000米以上地区,起病急,病情重,如果不及时治疗很快致死。感冒、受寒、过度劳累、精神剧变和大量饮酒等也会促进高原脑水肿的发生。

患者:高原脑水肿有哪些症状?

医生:高原脑水肿的典型症状是剧烈头痛,频繁恶心呕吐,精神行为改变和身体平衡能力障碍,比如表现为欣快感、烦躁或者表情淡漠、神态恍惚、情绪波动明显,视力、听觉、嗅觉等感觉异常,嗜睡、昏睡、行动困难、步态不稳、平衡能力降低等。

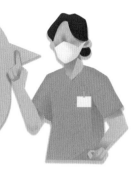

高原脑水肿是最为严重的急性高原病，起病急骤、病情危重。初入高原者一旦出现剧烈头痛、频繁呕吐、烦躁、嗜睡、昏睡甚至昏迷等症状，应立即就医！

患者：如何判断自己是否可能发生了高原脑水肿呢？

医生："脑三联"是高原脑水肿的预警指标，包括"头痛、呕吐、精神差"。如果出现剧烈头痛、频繁呕吐、情绪性格改变（有欣快感、烦躁或表情淡漠、神态恍惚）、步态不稳等情况，就要警惕可能发生了高原脑水肿。

脑 三 联

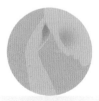
头痛

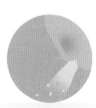
呕吐

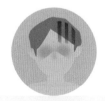
精神差

我们也可以进行通过一些简单的行为测试来自我判断（图4-1）。

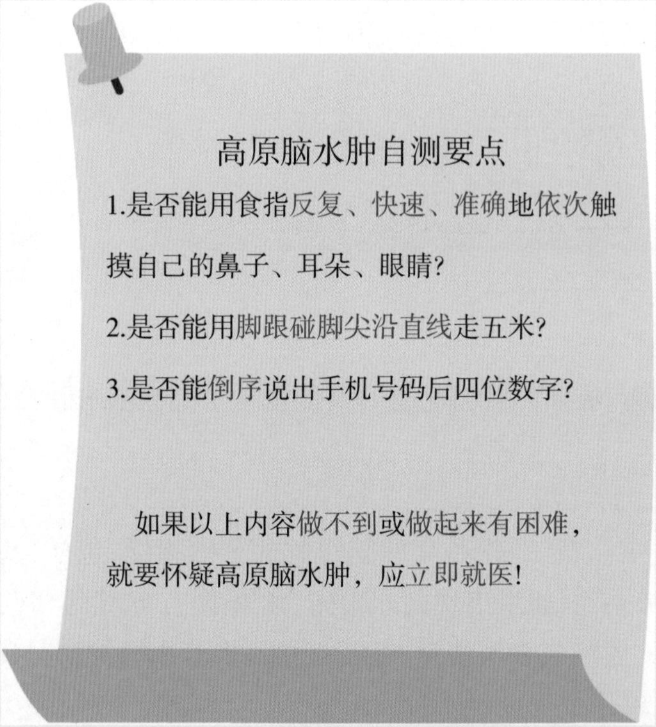

高原脑水肿自测要点

1.是否能用食指反复、快速、准确地依次触摸自己的鼻子、耳朵、眼睛?

2.是否能用脚跟碰脚尖沿直线走五米?

3.是否能倒序说出手机号码后四位数字?

如果以上内容做不到或做起来有困难,就要怀疑高原脑水肿,应立即就医!

图 4-1　高原脑水肿自测要点

患者:如果怀疑出现高原脑水肿该怎么办?

医生:早期诊断、早期救治是救治高原脑水肿的关键。如果自我判断可能是高原脑水肿时要及时就医,寻求医生帮助。当怀疑出现高原脑水肿时,应当立即采取以下措施:

1. 立即下撤到低海拔地区或平原,有时难以在短时间内快速下送,先就地就近治疗,待病情稳定且有条件时,再到平原或低海拔地区治疗。

2. 立即坐直休息,保持温暖。

3. 尽早吸氧(有条件时给予高压氧治疗)。吸氧尽量采用低浓度低流量持续吸氧。如果的确无法下撤到低海拔地区,就可能需要长时间使用加压袋。

4. 如果有地塞米松马上服用。

5. 如果有乙酰唑胺马上服用。

患者:怎样预防高原脑水肿的发生呢?

医生:

1. 消除高原恐惧心理,避免精神过度紧张。

2. 以往有癫痫、抽搐等病史者,不宜进入海拔 3 500 米以上的地区。

3. 密切关注自身健康,一旦有急性高原反应、出现精神或神经症状时候应及时治疗。

4. 避免过度劳累和受寒。

5. 积极防治感冒等上呼吸道感染疾病。

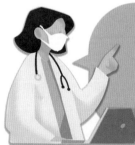

对于急性高原病而言,早发现、早治疗则预后效果好,但如果拖延,则可能造成严重的后果。

四、高原红细胞增多症

患者：我在高原生活工作了一年，体检的时候发现血红蛋白230克／升，超过标准范围很多，这是生什么病了吗？

医生：我们怀疑你可能患有高原红细胞增多症，这是慢性高原病的一种类型。血液中的红细胞是为我们身体运输氧气的重要细胞。平原人进入高原后，身体为了给组织提供更多的氧气，就会通过增加红细胞的数量来提高运输的氧气量。但是如果血液中的红细胞增加太多，血液就会变"浓"、变"黏"，这导致红细胞在血液中的流动速度反而变慢，不能够很好地把氧气运输到组织，加重了组织缺氧，从而引起一系列临床症状，我们把它称为高原红细胞增多症。

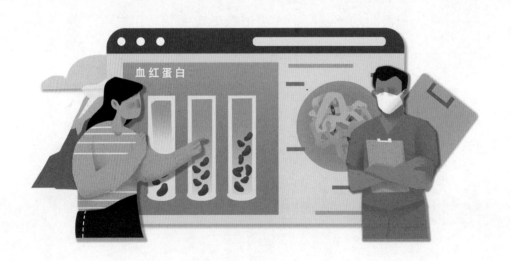

患者：高原红细胞增多症有些什么症状？

医生：高原红细胞增多症的主要临床表现有头晕、头痛、乏力、胸闷、心悸、气短、失眠、食欲下降、腹胀和记忆力减退。有的患者还会出现鼻出血、牙龈出血、皮肤黏膜有出血点或瘀斑。除此之外，还会观察到一些身体特征，比如颜面紫红、面部毛细血管扩张呈紫色条纹，口唇、脸颊、耳廓边缘、指甲床呈青紫色，眼睛结膜充血，颜面、下肢或全身会出现浮肿。

患者：如果有上述症状就说明我得了高原红细胞增多症了吗？

医生：这还要结合血液检查结果来看，在高原上男性血红蛋白浓度达到或超过 210 克 / 升，女性血红蛋白浓度达到或超过 190 克 / 升，同时伴有上面所说的症状，并且能够排除掉其他原因导致的真性和继发性红细胞增多症，我们就可以诊断为高原红细胞增多症。

患者：得了高原红细胞增多症该怎么办呢？

医生：一般在不离开高原环境的情况下，高原红细胞增多症是很难治愈的。所以，最有效的办法就是返回平原地区。如果不能离开高原,可以通过减轻劳动强度、吸氧、补充 B 族维生素、维生素 C 缓解症状,严重的需要就医,采用放血的方法来进行治疗。

患者:那有没有什么预防措施呢?

医生:主要的预防措施就是摄入足量的维生素;避免剧烈活动和减轻劳动强度;戒除烟酒;坚持深呼吸运动,增强呼吸功能。

五、高原心脏病

患者:我在高原生活工作了三四年,最近总是感觉心慌、胸痛、喘不过气,这是怎么了?

医生:我们需要进一步检查你是否患了高原心脏病。我们移居高原后,由于长期慢性的缺氧,我们的肺血管会收缩和血管壁增厚,使肺动脉的血流压力升高,然后导致我们心脏往肺脏泵血受到阻力增大,最后导致右心肥大和右心衰竭,我们把它叫作高原心脏病,属慢性高原病。高原心脏病发病诱因与过度劳累和上呼吸道感染有关。

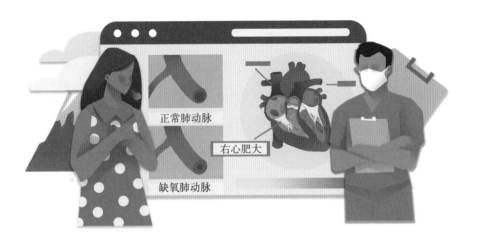

正常肺动脉

右心肥大

缺氧肺动脉

患者:高原心脏病平时会有些什么症状呢?

医生:患者平时可能会觉得心慌、胸闷、胸痛、喘不过气甚至呼吸困难、咳嗽、尿少、身体浮肿、口唇和指甲呈青紫色。如果你在高原出现了以上症状,及时就医,通过进一步检查来诊断是否患有高原心脏病。

患者:如果患有高原心脏病该怎么办?

医生:治疗高原心脏病最好的办法就是返回平原地区。但如果不能离开高原,那我们的治疗原则主要还是消除诱因、吸氧、降低肺动脉压、治疗心力衰竭。

患者:那平时如何预防高原心脏病的发生呢?

> **医生：**
> 1. 合理安排在高原的劳动和休息，避免过度劳累。
> 2. 尽量避免上呼吸道感染。
> 3. 适度的锻炼，尽快适应高原环境。

 # 六、高原衰退症

> **患者：**我在高原呆了十来年，最近总觉得头晕、失眠、记忆力减退，食欲也下降了，浑身也没力气，但是做了很多检查也没发现问题，我到底是怎么了呢？

> **医生：**有些长期居住在高原的人，机体会因多个器官功能逐渐减退而出现一系列临床症候群，医学上把这称之为"高原衰退症"，属慢性高原病。患者会出现头痛、头晕、胸闷、失眠、记忆力减退、注意力不集中、思维能力降低、情绪不稳定等脑力衰退现象，以及食欲减退、体重下降，体力减退、容易疲劳、性功能减退等体力衰退现象。

> **患者：**那如果是高原衰退症的话该怎么办呢？

> **医生：**一般返回平原生活一段时间后，高原衰退症患者的某些症状可以完全恢复。但是如果不能返回平原，我们主要通过吸氧或者使用一些针对症状的药物进行治疗。

患者:有没有什么办法预防呢?

医生:

1. 养成良好的生活习惯。

2. 进行适度的体育锻炼。

3. 合理安排工作作息,避免过度疲劳和精神紧张。

患者:那我应该如何判断自己是否适合继续在高原工作?

医生:当体检结果显示符合"高原转低条件"时,就应该及时离开高原,转往低海拔地区。

高原转低条件:在高原工作期间,男性血红蛋白≥210克/升,女性血红蛋白≥190克/升;肺动脉平均压>25毫米汞柱,且持续3个月未改善;或心电图、超声心动图、心脏X线检查有一项显示有右心增大早期表现。

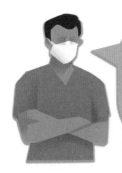

对于高原从事职业活动者,应当定期体检。符合"高原转低条件"人员,可类同其他职业病诊断中的"观察对象"的处理,建议离开高原,转往低海拔地区治疗观察。

（何文娟）

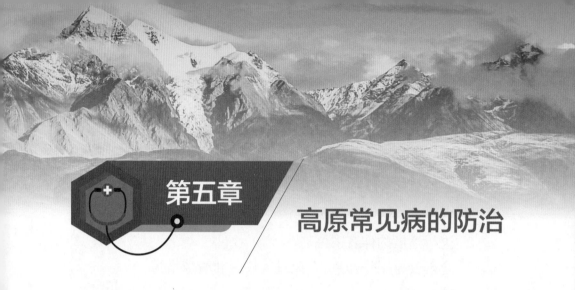

第五章　高原常见病的防治

在高原特殊的气候、地理环境下，除高原特发性疾病外，许多常见疾病的发病率也明显上升，如高原寒冷、温差大，缺氧导致免疫力下降，容易诱发呼吸系统感染；高原干燥，皮肤、黏膜水分丢失，容易导致鼻衄（鼻出血）、唇炎和皮肤皲裂；高原紫外线强，加之积雪的反射作用，容易导致日光性皮炎和日光性眼炎等。因此，进入高原时，我们需要对这些高原常见疾病进行积极的预防。

一、急性上呼吸道感染

患者：高原病防治的时候都说要积极预防急性上呼吸道感染，那么什么是急性上呼吸道感染？

医生：急性上呼吸道感染是鼻腔、咽或喉部急性炎症的概称。主要表现为普通感冒、咽炎、喉炎、支气管炎等，是我们日常生活中最常见的一种呼吸道疾病。

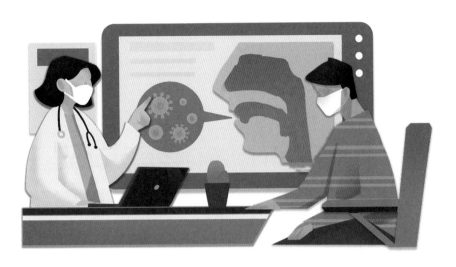

患者:在高原为什么容易发生急性上呼吸道感染?

医生:急性上呼吸道感染大多是由病毒感染引起的,少部分是细菌感染引起的。上呼吸道感染是高原地区冬、春季节的常见病,发病率高。因为高原地区昼夜温差大,风大风多,气候干燥,加上缺氧会引起人体抵抗力降低,所以病毒或细菌更容易侵入我们的身体,引起感染。

患者:高原的急性上呼吸道感染和平原的有什么不同吗?

医生:本质上是一样的,只是高原的上呼吸道感染症状一般比平原重。病程也比平原的长。而且在高原地区如果发生上呼吸道感染,容易诱发高原肺水肿、高原脑水肿等疾病发生,所以一旦患病,应当及时就医。

患者:应该如何预防呢？

医生:

1. 防寒保暖,以不出汗为原则,随季节、日气温及所处环境的变化及时增减衣服。

2. 劳逸结合,避免疲劳,睡前可以用温热水泡脚,消除疲劳,提高机体抵抗力。

3. 养成规律的作息,保证充足的睡眠。

4. 适当户外活动,增强体质。

➕ 二、急性胃肠炎

患者:我初到高原,就一直腹泻,是怎么了呢？

医生:可能是急性胃肠炎的表现。急性胃肠炎是由于进食一些不洁食物或饮食不当,暴饮暴食等引起胃肠道黏膜的急性炎症性改变。高原的缺氧环境、饮食结构的改变都对我们的消化系统有影响,所以 80% 以上的急进高原人群均有胃肠道症状,也是急性高原反应的一种非特异性表现,1~2 周后逐渐减轻。

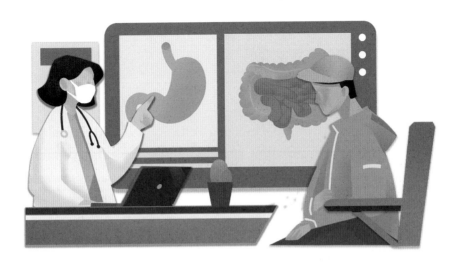

患者:急性胃肠炎有哪些表现呢?

医生:主要有恶心、呕吐、腹胀、腹泻、便秘、食欲减退等消化道症状。在高海拔地区,我们可能会没有食欲;急性高原反应也会让我们觉得恶心、呕吐;饮食习惯的改变也会影响食欲,或者造成腹泻。而且在许多高海拔地区旅行时,由于当地的水质和卫生设施都比较差,所以患腹泻的可能性更高。

患者:如果出现急性胃肠炎该怎么办?

医生:如果症状轻微,随着对环境的适应,这些胃肠道反应会逐渐减轻。如果腹泻,通过饮用足量纯净水或口服补液盐来补液。吸氧也是改善缺氧、减轻胃肠道反应的有效措施之一。如果症状比较严重,还是要及时就医,在医生的指导下对症治疗。

患者：应该如何预防呢？

 医生：

1. 消除对高原的恐惧心理。

2. 养成良好的饮食习惯，勿暴饮暴食，避免刺激性食物和不洁净饮食。

3. 进入高原头几天注意休息，保证良好的睡眠。

4. 可服用红景天等预防药物。

 ### 三、睡眠障碍

 患者：医生，为什么我到了高原地区，入睡特别困难？

 医生：睡眠不好可能与你的身体调整能力有关。在到达高海拔环境的最初几个晚上睡得不好是很常见和正常的，你可能会花较长时间入睡，中间醒很多次，觉得自己没睡好，或者觉得睡醒后不是很清醒，而当你适应了当地的环境后，睡眠通常会有所改善。

另外有一些其他原因，比如寒冷、有人打鼾、床或帐篷不舒服，也可能影响睡眠。高海拔环境可能会使夜里起来小便的次数增多，导致你睡得更少。缺氧会使我们呼吸增快，严重的缺氧还会导致某些人在夜间出现"周期性呼吸"——在增快的呼吸后会定期出现的呼吸暂停，有时会让你突然醒来，这在海拔

2 800 米以上是很常见的,几乎每个人在超过海拔 5 000 米时都会出现。

　　如果你的睡眠质量经过几个晚上都得不到改善,就不能去更高的地方了,可以先吸氧看是否缓解;如果睡眠特别困难,还是要及时寻求医生帮助。

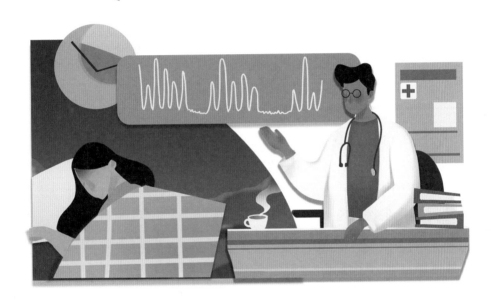

患者:医生,那有没有什么办法提高睡眠质量呢?

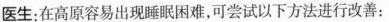

　　医生:在高原容易出现睡眠困难,可尝试以下方法进行改善:

　　1. 睡前 2 小时做到"四不"——不进食、不过多饮水、不做剧烈活动、不进行脑力思考。

　　2. 睡前用温热水泡脚或做按摩(方法见后)。

　　3. 保持睡眠环境安静,光线、温度适宜。

　　4. 睡眠姿势以右侧卧位为宜,枕头的高度适宜,切勿蒙头睡觉。

5. 当睡眠特别困难或持续时间过长时,寻求医务人员的帮助。

按摩方法:

(一)可通过以下方法按摩促进睡眠

1. 分别按摩以下穴位:

(1)安眠穴。安眠穴在后颈部,位于耳后,与耳垂平行的凹陷处,左右各一个,用手指指腹按揉2~3分钟。

(2)四神聪穴。四神聪穴位于头顶部,共4个,位于百会穴前后左右各1寸处,用手指指腹按揉2~3分钟。

(3)神庭穴。神庭穴在头部,位于前发际正中直上0.5寸,用手指指腹按揉2~3分钟。

(4)太阳穴。用手指指腹按揉2~3分钟。

(5)内关穴。内关穴在手臂的掌面,腕关节横纹上2寸处,用拇指指尖按揉2~3分钟。

2. 用手指指腹从印堂穴抹至神庭穴,可两手交替进行,5~6遍。再用手指指腹从印堂穴向两侧沿眉弓抹至太阳穴,5~6遍。

3. 用双手手指指腹从头部两侧按揉至头顶,再从头顶至枕后部,3~5遍。

注意事项:

失眠的自我按摩可以在晚上临睡前进行。

(二)可通过以下方法按摩缓解头痛

1. 分别按摩以下穴位:

(1)太阳穴。太阳穴在头部,耳前方,眉梢与眼外角之间,向后1寸的凹陷处,用手指指腹按揉2~3分钟。

(2)百会穴。百会穴在头顶正中心,以两边耳尖划直线与鼻子到后颈直线的交叉点,用手指指腹按揉2~3分钟。

（3）风池穴。风池穴在后颈部,发际线上的凹陷处,用手指指腹同时按揉 2~3 分钟。

（4）印堂穴。印堂穴在前额,两眉头中间,用手指指腹按揉 2~3 分钟。

（5）合谷穴。合谷穴在手背,将一手的拇指骨关节横纹放在另一手拇指与食指之间的边缘,拇指尖下即是合谷穴,用大拇指指腹按揉 2~3 分钟。

2. 用手掌掌根部轻揉前额部 1~2 分钟。

3. 拿揉颈后部两侧肌肉,自上而下操作 4~5 遍。

4. 用十指指尖有节律的轻轻叩击头部 1~2 分钟。

5. 用双手手指指腹从头部两侧按揉至头顶,再从头顶至枕后部。操作 3~5 遍。

注意事项:

1. 按摩头部时,手法应当轻柔,不要使用蛮力。

2. 以上方法可以在有症状发生时,随时按摩。

四、日光性眼炎

患者:为什么我在高原户外活动一段时间后眼睛特别难受,又痒又痛?

医生:高原地区太阳光照很强,含有大量紫外线,同时地表植被也少,地面对紫外线的反射也强。大量紫外线会灼伤我们的眼睛,引起急性角膜炎和结膜炎,称作日光性眼炎。

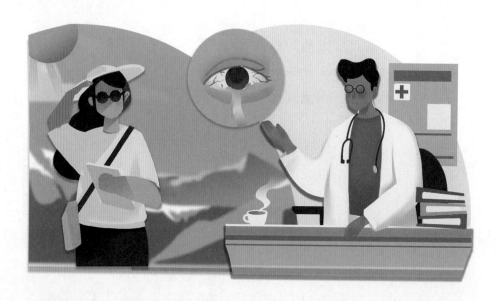

患者:日光性眼炎会有哪些症状?

医生:发病的时候就感觉眼睛里有沙子,随后发生刺痛、畏光、流泪、严重的眼睑痉挛、视力减退,甚至出现暂时性的失明。

患者:要是出现日光性眼炎怎么办?

医生:日光性眼炎一般照射潜伏 5~6 小时发病,发病后一般数小时或 2 天内症状最重。轻症的在发作后 6~12 小时就自行缓解了,严重的可持续一周才自愈。在此期间,需要预防感染,同时休息、遮挡眼睛、滴润眼剂、口服止痛药等可以帮助我们减轻刺激症状,也可冷敷以减轻充血和止痛。

患者:日光性眼炎可以预防吗?

医生:最有效的预防措施是佩戴合适的护目镜和太阳镜。如果没有护目镜或太阳镜,可用一些细布、较密的纱布、手绢或者有色玻璃纸遮眼,也可以用压低帽檐儿、眯起眼睛等方式减少进入眼睛的紫外线。

五、鼻出血

患者:医生,为什么我到了高原地区,鼻腔特别干燥,而且总是容易流鼻血? 是生什么病了吗?

医生:鼻出血,中医称鼻衄。高原空气寒冷干燥,皮肤黏膜水分蒸发多,鼻黏膜干燥,再加上缺氧会引起鼻黏膜极度充血肿胀,黏膜脆性增加,常易出现鼻出血。

患者:出现鼻出血了该怎么办?

医生:少量出血时通常用手指压迫出血侧翼数分钟即可止血,或用消毒棉球、凡士林纱布条填塞止血。如果严重出血不止,应及时就医。

患者:有没有什么办法预防鼻出血?

医生:多饮水、多食新鲜蔬菜;养成良好的卫生习惯,不要用手挖鼻孔;改善居住地湿度;鼻腔干燥者可滴护鼻液。

 ## 六、唇炎

患者:我来到高原后,最近嘴唇有点红肿,还有干裂,是怎么回事呢?

医生:这可能是高原唇炎的表现。高原缺氧、寒冷、风大、气候干燥、紫外线强烈照射,这些因素都可以导致我们口唇干裂发炎,多发生于初次进入高原的户外活动者,病程长者可迁延数月。

患者:高原唇炎有些什么表现呢?

医生:高原唇炎多发生在下唇,患处肿胀、颜色暗红、表面干燥脱屑,甚至有的还伴有皲裂,疼痛不适。

患者: 那应该怎么办? 有什么预防的措施吗?

医生:

1. 保持口唇湿润:多饮水,戴口罩,唇部可涂润肤油或唇膏;唇部干裂、脱屑时,可涂抗生素软膏。

2. 纠正舔唇、咬唇等不良习惯;戒烟、酒和辛辣食物。

3. 高原户外活动时对唇部采取一些防寒、防晒措施。

 七、日光性皮炎

 患者: 我在高原户外活动了几个小时后,脸上就出现了很多红斑,又肿又痒,这是怎么了呢?

医生: 高海拔地区紫外线很强,很容易造成晒伤。在强烈的日光照射后所引起的急性或慢性皮肤病统称为日光性皮炎。皮肤白净者对日光敏感,容易发病。

患者: 日光性皮炎有什么表现?

医生: 症状轻者在被照射皮肤边界出现明显的红斑、红肿,伴有刺痛或烧灼感,有的可能会出现局部瘙痒,严重者红斑处可出现水疱,可能还会引起全身症状,如发热、头痛、恶心、呕吐等。

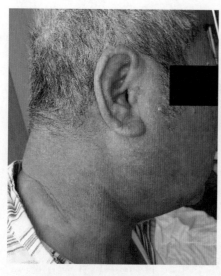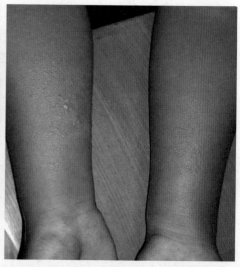

患者:那应该怎么办?

医生:症状轻微的一般 2~3 天后红斑会消退。可以局部使用一些氧化锌软膏或者炉甘石洗剂缓解症状。如果严重的话,还是要及时就医,在医生的指导下使用一些消炎、止痒、止痛的药物。

患者:有什么预防的措施吗?

医生：外出时注意防晒，避免日光直接照射，用衣物遮挡暴露皮肤，戴太阳帽，在暴露部位涂防晒霜，经常参加户外活动，增强皮肤对日晒的耐受力。

八、皮肤皲裂

患者：我在高原户外工作了几天，也没受伤，为什么手指上裂了好多口子，特别痛？

医生：这是皮肤皲裂。高原地区干燥、寒冷，使机体失水增加，皮脂腺分泌功能减弱，表皮干燥、变脆，易形成裂口。皮肤皲裂好发于手、足等角质层厚且暴露在外易受寒的部位。

患者：皮肤皲裂有什么表现？

医生：患处皮肤干燥、粗糙、增厚像树皮，形成与皮肤方向一致的裂纹，严重的患者裂口可达皮下，触痛或者灼痛，有时甚至会出血。

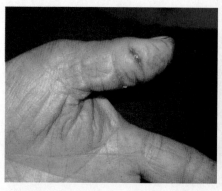 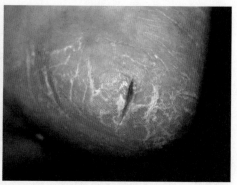

患者:那应该怎么办？有什么预防的措施吗？

医生:防寒保暖,特别注意手足防寒保暖,户外干活应戴耐磨保暖手套,夜间可用温热水泡洗;用水后要擦干,并擦护肤霜;注意合理膳食,增加维生素的摄入,特别是维生素 C 和维生素 A 的摄入,还要积极治疗与皲裂有关的掌跖角化病、慢性湿疹、鱼鳞病等原发皮肤病。

九、高原冻伤

海拔每升高 1 000 米,气温就会降低约 6℃,而且高原地区又干燥多风,所以高原地区普遍气温都比平原地区低,而我们处于这种寒冷的环境时,局部组织热量丢失造成组织冻结,从而发生冻伤,同等气温时,海拔越高冻伤越容易发生、程度越重。

患者:冻伤有些什么症状?

医生:高原冻伤可以发生在身体的任何部分,但主要发生在手、足或者其他一些暴露部位。冻伤发生时,患处皮肤颜色为苍白色,慢慢发展成红色或者紫红色,严重的变成青紫色或青蓝色。初期皮肤充血、肿胀,后期逐渐出现水疱、溃疡等,最后皮肤变黑,局部坏死。受冻部位的感觉首先是冷痛感,然后麻木伴有典型的刺痛或疼痛,随后各种感觉消失。当受冻部位出现冷痛感觉时,应主动采取防护措施,否则,继续受冻,受冻部位的各种感觉会消失,直到融化时才会发觉,这可能导致手指和脚趾截肢等非常严重的后果。

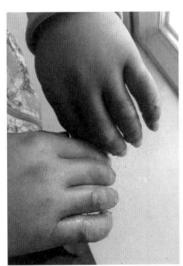
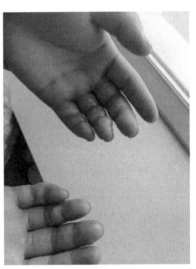

患者:发生了冻伤该怎么办?

医生:首先是尽快脱离寒冷环境,防止继续受冻。然后尽早快速复温,将冻结组织放入40~42℃(严格控制)的水浴中快速融化。判断组织融化要根据感觉(通常是痛觉)的恢复、颜色(通常是深红甚至紫红色)的恢复和观察到组织变软。绝不能用雪搓、冷水浸泡、涂润滑膏、按摩或火烤。如果冻伤较严重或无法判断轻重,立即就医。

患者:冻伤可以预防吗?

医生:高原冻伤一年四季均可发生,常在不知不觉中发生,需主动增强防冻意识,做好防护措施。

1. "七勤"

(1)勤进行耐寒训练。

(2)勤准备防寒物品。

(3)勤烤、换鞋袜和鞋垫。

(4)勤用热水烫脚。

(5)勤活动手脚和揉搓面部、耳、鼻。

(6)勤互相监督。

(7)勤学习防冻知识。

2. "五不要"

(1)不要穿潮湿、过小的鞋袜。

(2)不要长时间静止不动。

(3)不要在无防冻准备时单独外出。

(4)不要赤手接触金属。

(5)不要在冻伤后用火烤、雪搓、冷水浸泡和捶打患部。

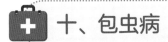

十、包虫病

患者,女性,61 岁,长期居住在青海,上腹部不适半年,患者于半年前无明显诱因出现上腹部隐痛不适,去医院检查,B 超显示肝囊性占位,CT 检查提示肝包虫病。

> **患者**:医生,这是个什么病呢?

> **医生**:包虫病也叫棘球蚴病,是棘球绦虫的幼虫寄生在人体所致的一种人兽共患寄生虫病,对人体的危害严重。主要分布在我国青海等高山草甸地区及气候寒冷、干旱少雨的牧区及半农半牧区,以肝包虫病和肺包虫病多见。包虫主要寄生在肝,其次是肺和脑,经过 5 年,甚至更长时间的潜伏期后发病。

> **患者**:为什么会感染包虫病呢?

> **医生**:包虫终宿主是犬、狼、狐等肉食动物,包虫成虫主要寄生在终宿主肠道内,成虫随粪便排出虫卵,可污染动物皮毛和周围的环境,包括牧场、畜舍、蔬菜、土壤及水源等。而羊、牛和猪等动物及人是中间宿主,人是偶然宿主,人与人之间不传染。当人等中间宿主误食被虫卵污染的食物后,即被感染,虫卵在肠道内孵化成六钩蚴,并经肠壁随血循环进入肝、肺等器官,发育成棘球蚴,也就是棘球绦虫的幼虫。在流行区的羊、牛群中常有包虫病存在,而居民常以羊或牛等其他家畜内脏喂家犬,使犬有吞食包虫囊肿(棘球蚴)的机会,所以感染常较严重。

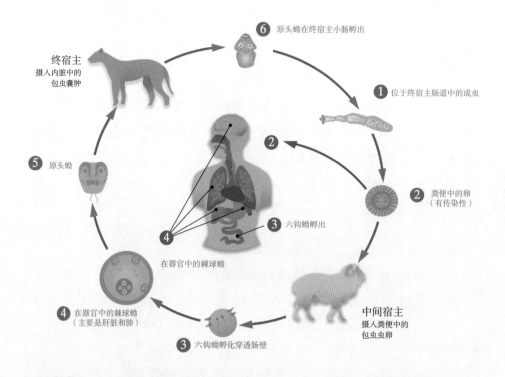

⑥ 原头蚴在终宿主小肠孵出

终宿主
摄入内脏中的
包虫囊肿

① 位于终宿主肠道中的成虫

⑤ 原头蚴

② 粪便中的卵
（有传染性）

③ 六钩蚴孵出

④ 在器官中的棘球蚴

④ 在器官中的棘球蚴
（主要是肝脏和肺）

③ 六钩蚴孵化穿透肠壁

中间宿主
摄入粪便中的
包虫虫卵

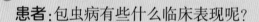

患者：包虫病有些什么临床表现呢？

　　医生：棘球蚴可寄生在人体任何部位，可同时累及多个器官。在肝脏可见：腹痛、腹胀、肝大、黄疸等症状；在肺脏可出现呼吸急促、胸痛、干咳、咯血等呼吸道刺激症状；在颅脑则引起头痛、呕吐甚至癫痫等症状；在骨骼可破坏骨质，易造成骨折或骨碎裂。

　　患者：得了包虫病该怎么办？

医生：及时治疗。手术是首选治疗方法。丙硫苯咪唑、阿苯达唑等药物对于早期体积较小的棘球蚴病有一定的疗效。

患者：那有什么预防的办法吗？

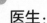

医生：

1. 吃饭前一定要洗手，禁止饮用生水、生食，以免病从口入。

2. 少接触狗，每月给狗驱虫。妥善处理感染包虫病的牛羊等牲畜的内脏，防止被狗食入。

3. 避免直接用手接触动物及其排泄物，在接触动物后及时洗手。

重要提醒：我国高原地区具有特殊的地形、地貌、气候、植被和野生动物等，而且当地世居人群的生活、风俗习惯也与平原居住人群有很大差别，因此，我国高原地区也是多种自然疫源性疾病的疫源地。除了包虫病外，高原地区还可能存在鼠疫、野兔热、布鲁氏菌病、流行性出血热等其他多种自然疫源性疾病，这些疾病的传播与高原野生动物（旱獭、鼠兔）、家畜、家养动物以及这些动物体内的寄生物密切相关。因此，在高原地区，我们要避免追打、抓捕、剥食野生动物；避免直接接触这些动物及其排泄物；避免饮用生水，生食，防止病从口入。

 十一、高原健康管理

患者：在高原上该如何做好健康的自我管理？

医生：以平常的自我健康感受和医院体检为依据进行健康监测，如：近期体重变化、睡眠情况、食欲变化、身体体能变化、是否容易疲劳、是否容易感冒、身体各部是否感觉舒适等，请专业人员（医院医生）就自己的健康进行评估。同时在日常生活和工作中改善自己的行为，如调整工作节奏、适当体育训练、戒烟戒酒、科学吸氧、合理膳食等。

高原防护口诀

初到高原心态好，防护口诀要记牢；

豁达乐观莫恐高，防寒保暖不感冒；

一日三餐不过饱，烟酒尽量要减少；

活动适量别快跑，身体不宜过疲劳；

难以入眠莫心焦，高枕无忧睡好觉；

咳嗽血痰可不妙，严格卧床吸氧早；

头痛呕吐走路摇，立即就医需做到；

早诊早治最重要，综合防治效果好！

（何文娟）

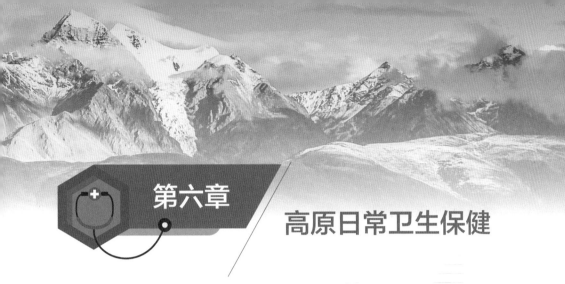

第六章 高原日常卫生保健

　　小王来到高原,也被高原特有的衣着、饮食及建筑文化等深深吸引,很想深入了解高原的日常生活,于是找到了藏族同学来了解相关知识。

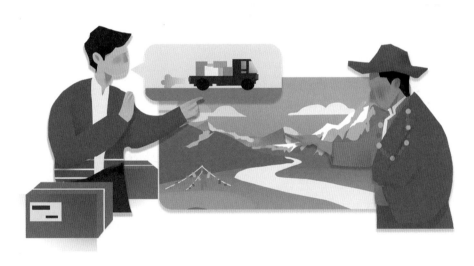

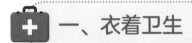
一、衣着卫生

> **小王**:你们的衣服很好看,应该也很适合高原环境的需求,

这样穿着有什么讲究呢？在衣着方面有什么建议吗？

同学：我们知道穿着服装可以让我们很好地适应外界环境和变化的气候，保证人体本身的热平衡状态。通过调控服装内的微小气候可以使人体达到舒适的状态。根据高原寒冷、风大、太阳辐射强、冬长夏短等气候特点，在衣着方面主要考虑其保温、防风和防辐射等功能。通常，高原上穿衣应做到衣着合体，一般宜多层次结构穿着，内衣、保暖层和外衣相结合。具体可以参考下面几个方面：

1. 服装要合体

服装过大会降低服装的保暖性能；服装过小则会降低机体的穿着舒适性，同是还可能使服装质地变得疏松，间隙增大，也会降低服装的保暖性能。另外，夏季穿着紧身衣还会使紫外线的透射率增加，增加皮肤晒伤的风险。

2. 内衣要重视其卫生性能

由于高原干燥的气候特点，人体排汗相对平原少。在高原上内衣的更换频率也比平原低，故宜选择有一定抗菌效果的内衣。当然，体力劳动者也容易出汗，因此也要重视内衣的透湿和透气性能。

3. 外衣要考虑其防风和防辐射性能

外衣的质地宜选择致密性好的材质，保证其防风和防辐射性能。衣服的开口部位应配有可闭合结构，以便在气温降低时闭合而起到防风保温的作用。夏季着装，外衣还要注意其是否能有效隔绝太阳辐射。

4. 重视肢体末端和头部的防护

肢体末端（手、脚）和耳、鼻、面颊，都是冻伤的好发部位，应加强保暖，特别是在寒冷的冬季。而在夏季或阳光直射下，肢体末端和头部又是阳光直射部位,需要做好防晒工作,特别是头部(人体的体温调节中枢所在),更需要重点防护。

　　总之,在高原要注意,衣着要合体舒适,内衣尽量选择抗菌材质的;冬季要加强防风、保暖,防止冻伤;夏季要注意防晒,防止中暑或皮肤晒伤等。

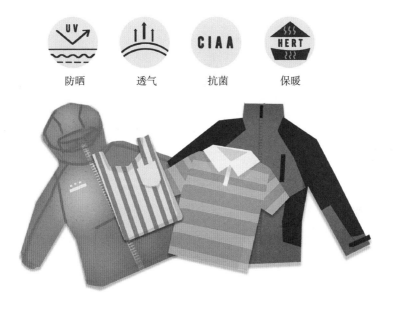

防晒　　　透气　　　抗菌　　　保暖

➕ 二、饮食卫生

小王:衣着的学问都这么多,看来饮食也很有讲究了?

　　同学:饮食又称膳食,是人体所需营养素的来源,是维护人体健康和劳动能力的基础。平原人移居高原后,机体的物质代谢会发生一些变化,以适应高原缺氧环境。因此,进入高原后饮食也需要进行适当调整,以期尽快适应高原环境、维护身体健康和提高高原工作能力。

小王:对于初到高原的人,饮食方面具体应该注意些什么呢?

同学:初上高原的饮食卫生重在调节和改善消化系统功能,增强胃肠道的高原适应性。结合进入高原后机体的代谢变化特点,在饮食结构上建议做到"两多两少一优"。"两多"是指多食用碳水化合物类食物,多食用蔬菜和水果;"两少"是指减少脂肪类食物和容易产气的食物;"一优"是指优质蛋白类食物(蛋类、瘦肉和奶制品等)。

初上高原建议食物配比遵循"511"原则:即碳水化合物、脂肪和蛋白的比例为 5∶1∶1。建议随身携带巧克力、糖果或糖水等,可迅速补充能量,并可缓解急性高原反应症状。同时要注意增加饮食风味,以增加食欲。食物应以热食为主,可少食多餐,不宜过饱。

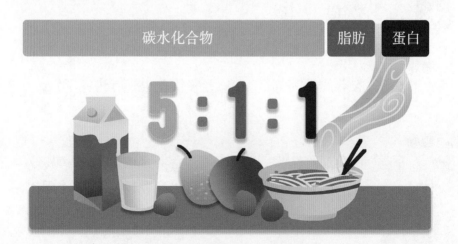

| 碳水化合物 | 脂肪 | 蛋白 |

5∶1∶1

小王：如果在高原待的时间比较久，饮食方面需要如何调整呢？

同学：久居高原后机体的代谢又会发生调整，整体特点表现为物质吸收能力仍较低，但能量消耗相对增加。因此，应提高膳食质量，保证营养供给。主要是适当增加脂肪和蛋白质的摄入比例。维生素最好通过食用新鲜蔬菜和水果来补充，在条件艰苦地区，也可服用复合维生素制剂，补充维生素和微量元素等。注意保持良好的饮食卫生习惯，尽可能做到规律饮食，避免暴饮暴食，节制烟酒等。

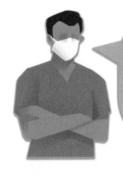

海拔越高，气压越低，水的沸点会降低。在5 000米高原，水在85℃就烧开了，所以高原上要用高压锅来煮熟食物。

三、住宿卫生

小王：昨天夜里好冷呀，而且早上起来还流鼻血了，是怎么回事呀？

同学：在高原上住宿卫生也是很有讲究的，高原气候干燥，白天太阳辐射强，温度高，而夜晚温度会显著降低。结合高原昼夜温差大，夜间温度低的特点，因此要特别注意夜间保暖，如利用空调、集中供暖、烤火、使用保暖性好的被褥等进行夜间保暖，不然很容易被冻醒。

空气湿度会随着海拔高度的升高而降低，所以高原的空气干燥，湿度低（在冬季，有些地区空气湿度可接近于零）。干燥的空气容易引起空气中灰尘扩散，加速细菌传播，还可使人体表皮细胞脱水，影响皮脂腺分泌，导致皮肤粗糙开裂，鼻出血等。因此要想办法增加室内空气湿度。有条件可利用加湿器，一般也可通过在房间地上洒水、放置水盆、挂湿毛巾等增加室内湿度，避免皮肤干裂，还可防止灰尘飞扬，减少细菌传播。

另外，高原民居的门窗一般都比较小，开启时间也少，这会导致室内空气流通少，为了减少室内空气污染，尽量不要在室内吸烟，要勤开窗，勤换衣、鞋等。

四、生活卫生

小王：昨晚都没怎么睡着，应该是刚来不适应吧？

同学：这种现象是很常见的，进入高原后，大部分人会发生睡眠障碍，主要表现为失眠、多梦、易醒等。睡眠障碍会导致第二天容易出现疲倦、头晕、全身不适等表现，整个人的精神状态会变得很差，会影响你的高原行程和体验。所以，如果你出现了睡眠障碍，一定要及时采取措施，保证睡眠质量。

小王：生活方面还有什么需要特别注意的吗？

同学：日常生活也有一些需要注意的,比如洗澡,洗澡在内地是保持生活卫生和体现生活质量的重要卫生措施。进入高原后,随环境条件的变化,洗澡也有所讲究。初上高原时,建议尽量不洗或少洗澡,因为洗澡容易受凉感冒。

小王：我平时挺喜欢锻炼身体的,在体育活动方面有什么需要特别注意的吗？

同学：这个依个人体质、健康状况、生活习惯、所处的海拔高度和周围环境不同,体育锻炼也因人而异。主要以增加体能素质为主要目的,一般应遵循安全、适度(运动后无明显疲劳感为宜)、循序渐进的原则。特别注意,初入高原时尽量避免强体力劳动。

小王：在高原抽烟、喝酒有什么影响吗？

同学：吸烟有害健康人所共知,在高原吸烟,一方面烟草燃烧会消耗空气中的氧气,降低空气中的氧含量;烟雾中的一氧化碳还会竞争性与血液中的血红蛋白结合,阻碍氧与血红蛋白的结合和释放,从而进一步加重机体缺氧程度。因此,建议你尽量减少吸烟,特别是在相对密闭的环境中,更要注意。

饮酒可引起类似高原反应的症状,如头痛、头晕、轻度欣快感等,严重时可导致意识不清,协调能力丧失等。因此,高原喝酒可严重干扰急性高原病的早期发现和诊断。酒精具有兴奋作用,可加快呼吸和心跳,增加机体氧耗。另外,酒精也容易诱发急性胃肠炎、消化道出血等,对肝脏的损害也大,还会加重机体缺氧。这更容易诱发和加重高原反应。因此建议你在高原要限制饮酒。

小王:高原环境会对我们的工作状态造成影响吗?

同学:还是会有一些影响的,主要包括体力活动和脑力活动两个方面的影响。一方面,进入高原后,我们的体能会明显降低,初入高原体能下降最明显,如果剧烈运动,会加重机体缺氧,容易诱发急性高原病,活动后疲劳和酸痛感较平原更明显,恢复时间也会更长。适应高原后,体能可逐步恢复,但即使长期生活在高原,体力也很难达到平原水平。高原寒冷还会影响肢体、手指的肌肉灵活性,使我们的精细操作能力降低。

另一方面,高原缺氧也会影响我们的脑功能,可以出现记忆力下降、注意力不集中、思维能力降低、反应敏捷性减弱、动作协调性和精准度变差等。初入高原时,脑功能下降比较明显,随着在高原时间延长,脑功能又可以明显恢复。我们需要在工作中注意做好相应的预防措施,例如对关键环节进行多人核对检查,避免失误影响工作效率和进度,这些都需要引起重视。

小王：在高原进行体力劳动要注意什么吗？

同学：一是合理安排劳动工作，青藏高原大部分地区只有冬、夏之分，冬季可能因雪封路，交通中断，夏季可能因雨水引发泥石流，具有明显的季节性特点，因此工作要提前计划安排；二是合理安排体力劳动强度，要考虑人在高原环境劳动能力和劳动效率均下降因素，坚持循序渐进，强度由轻到重，难度由易到难，频率由低到高，劳动后不会感到过度疲劳为宜；三是从实际出发，量力而行，进入高原初期禁止剧烈体力劳动；四是坚持定期体检、定期疗养和轮岗休假，保护高原工作者的健康。

小王：在高原进行脑力劳动要注意什么吗？

同学：人的大脑在全身各器官中耗氧量最高，对缺氧最敏感，高原环境下脑力劳动比体力劳动更容易引起疲劳。在高原上在进行脑力劳动时，要注意保持安静的环境和舒适的照明，避免阳光直射，保证充足的睡眠和合理的营养，在疲劳时可以吸氧缓解，坚持劳逸结合和适当的锻炼。

在高原上要注意采取主动休息的方式，即在疲劳发生前主动休息，避免疲劳发生，也可以采取主动消除疲劳方式，比如温水浴、温热水泡脚、按摩、保健操等。

小王：在高原如何预防感冒？

同学:在高原上感冒可能诱发高原病,一定要加强预防。高原昼夜气温差别大,可随季节、气温及所处环境及时加减衣物,身体出汗时不要随意解衣贪凉,夜间气温低时注意保暖。进入高原初期最好少洗澡,洗澡时尽量快,水温不宜太热,洗澡过程注意保暖,及时吹干头发,注意不要在一天最冷的时间洗澡。此外,可通过补充水分、加强营养、适度体育锻炼等提高机体免疫力,有效预防感冒。

小王:如何进行心理自我调节?

同学:当出现恐惧、焦虑、抑郁等消极情绪时,可采用"一吸二离三宣泄"的方法进行调节,"吸"是指深呼吸;"离"是指离开现场;"宣泄"是指通过合理的方式宣泄不良情绪,如"说一说、写一写、动一动、喊一喊、哭一哭、笑一笑"。行为调节,放松训练,如:逐步肌肉放松、自发性训练、冥想、催眠等。

(陈德伟)

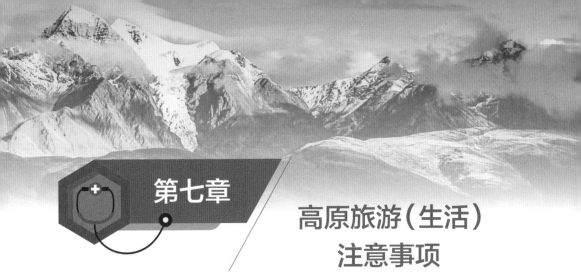

第七章

高原旅游（生活）注意事项

> **小王**：高原风景很美，很想到处去欣赏下，有什么需要特别注意的地方吗？

> **同学**：初来高原，有些事项还是值得注意的，具体涉及我们衣食住行等几个方面，具体应该做到以下几点。

一、合理安排运动量

在高原缺氧和寒冷环境下，人体的生理功能储备会降低，体力和脑力劳动能力也会降低，可出现体能下降、记忆力降低、注意力不集中、视听觉功能减退等。所以在进入高原初期，旅游活动不宜过于频繁、不宜急速行走或暴走，更不宜进行跑步等剧烈运动，避免让自己身体负荷过重。平时生活和工作节奏快的人，也应有意识的放慢自己的节奏和速度，以免出现不适。约一周后，可根据自身情况逐渐适度增加活动量，宜选择从耗氧量小的运动开始锻炼，并遵循循序渐进的原则。

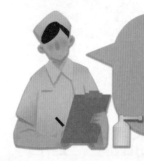

高原上运动时，心率应维持在130~140次/分钟范围内，不要超过150次/分钟。

➕ 二、饮食饮水

高原空气湿度低，同时由于呼吸急促、过度肺通气引起的水分丢失，使人体容易脱水，导致血液黏稠度增加，加上缺氧和寒冷环境会引起血管收缩，可能引发脑血管意外。由此，高原出行要多喝水。

补充水分的第一个途径是食物中的水，新鲜蔬菜和水果含有大量的水分，如卷心菜、胡萝卜、花菜、黄瓜、芹菜、番茄、西瓜等，因此在高原上要尽量多吃新鲜蔬菜和水果，可以很好地补水。

补充水分的第二个途径是含有钠和钾的运动饮料，如果在高原上旅行或行走超过1小时，应该补充含糖类和钠的饮料，但碳酸饮料不合适。运动量越大，需要补充水分越多，但注意不要仅补充白开水或纯净水。

补充水分的量，可以用尿液颜色来判断（图7-1），尿液颜色越深，气味越重，需要补充的水分越多。

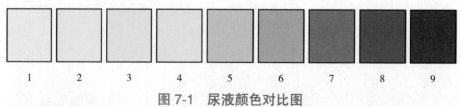

| 1 | 2 | 3 | 4 | 5 | 6 | 7 | 8 | 9 |

图 7-1　尿液颜色对比图

注:柠檬色（1~2）——好;苹果汁色（3~6）——差;茶色（7~9）——极差。

饮食方面，因进入高原后胃肠功能减弱，食欲减退，且机体能量物质代谢会发生改变，能量需求也增加，故应注意食物多样化，调节

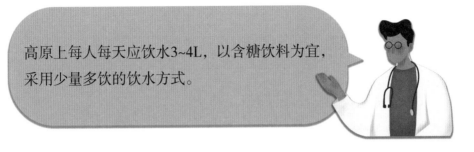

高原上每人每天应饮水3~4L，以含糖饮料为宜，采用少量多饮的饮水方式。

胃肠道功能,要掌握科学的烹调方法,使饭菜色、香、味俱佳,增加饭菜可口性,从而增加食欲。要尽量采取措施增进食欲,多食用碳水化合物饮食或其他高糖高能食物。

在高原环境,人体能量消耗大,作为维持健康非常重要的维生素和矿物质需求也相应增加,但高原上由于新鲜蔬菜和水果少,易导致维生素缺乏,因此可以服用维生素和矿物质的复合营养补剂。某些氨基酸具有特殊的抗缺氧作用,如酪氨酸、色氨酸、谷氨酸、牛磺酸等。L-肉碱在高原长时间的耐力运动中具有重要作用,能延迟疲劳的产生。肌酸是一种存在于自然界中动物体内的含氮的有机酸,是参与调节细胞能量代谢的重要物质,及时补充肌酸可有效提高肌力、速度和耐力。许多天然植物(如红景天、蕨麻、沙棘、银杏叶、党参等)含有多种抗氧化的活性化合物,具有提高人体抗缺氧能力的功效。

表 7-1　高原环境下的饮食建议

建议	不建议
监测体重变化	把高原缺氧当作减肥的机会
高碳水化合物膳食	漏掉正餐
每天至少一餐热食	高脂餐食
供应多种食物以及小吃	有恶心、呕吐感时强迫进食
每天鼓励进食	喝不干净的水或融化的雪水
确保每天饮水 3~4 升	为避免多尿而限制饮水
饮茶,或不含咖啡因的饮料	饮酒

➕ 三、交通

（一）乘飞机

随着航空事业的发展，乘坐飞机进入高原旅游更加容易，其特点是节约时间，减少途中疲劳，但由于进入高原的速度快，人体在短时间由平原进入到高原，比较容易发生高原反应。因此，在乘机前注意休息，保证充足的睡眠，可减少晕机及下机后的不适反应。下机后动作要轻缓，行李能拖就不要提，尽量减少不必要的体力消耗。进入高原初期应适当休息，尽量减少活动，不宜马上进行重体力活动，留给机体足够的时间来适应高原缺氧环境。

（二）乘火车

高原铁路网络正在逐步完善，搭乘火车进入高原旅游也非常便捷。随着列车行进，海拔逐步上升，人体也在逐步适应高原缺氧环境，而且进藏列车上有供氧设备，所以发生高原反应较少，程度也较轻。但乘坐火车的时间较长，容易疲劳，要注意少活动，多休息，并注意随时增减衣物，防止感冒。途经高原站点时，不要过于兴奋，要适当控制活动量，以免发生高原反应。

（三）乘汽车

高原地区海拔高，气压低，地势险峻，路况差，车辆的动力性能也会降低，加上道路易遭受暴风雪、泥石流、雪崩等自然灾害破坏，驾驶的危险性也会增加。另外，由于行程远、驾车时间长、车辆颠簸大、车内空气不畅等因素又易加重车内人员疲劳，故要注意乘车安全和做好相应的防护。因此，在出行前应充分休息，以防途中疲劳瞌睡，发生交通事故；规划好行程，避免进入雪崩、泥石流等危险区；选择海拔较低的地方宿营，且宿营不要太晚；注意车内保暖和通风，乘车前避免饮水过多,饮食过饱;行车途中,每隔 1~2 小时要安排休息,翻越高山后,下山时宜休息一次;车上应准备晕车药,以备晕车时使用;要了解通过路途中是否有滚石、山洪、泥石流、雪崩等自然灾害,通过这些区域时要小心防范。

（四）徒步

在高山流云、草原沙漠以及高原湖畔徒步,是放飞心灵、亲近大自然的好时机,也是驴友们共同的梦想。但要注意恶劣的高原缺氧环境会增加徒步的困难,高原徒步体力消耗大,且容易疲劳,尤其在机体未习服高原的情况下,更容易发生高原反应。所以,在徒步前、徒步中和徒步后都需要做好相应的准备和防护。注意,高原徒步前,应提前开展负重登山等适应性锻炼,增强体质;徒步时间应尽量避开各种恶劣气候和灾害多发季节(春季 3、4 月份;多雨的 8 月;秋季 11 月份);徒步要做好估算,尽量在天黑前到达站点;徒步时要实时增减衣物,穿着合适的鞋袜,休息和宿营时要及时更换衣物;最大负重不能超过体重的 1/3,尽量减少胸前携带,减轻胸部压力;徒步中尽量步伐均匀,避免忽快忽慢;适当增加休息次数,每半小时可休息数分钟,休息地宜选择向阳避风处,避免山顶和山口,以免受凉感冒;徒步后休息时多按摩脚,宿营时宜坚持温热水泡脚,既能缓解疲劳,又能有效缓解脚部不适,是非常好的放松和恢复方式。

提前开展适应性锻炼,增强体质;避开恶劣气候和灾害多发季节;做好估算,避免夜间徒步;负重不超过体重的1/3;适当增加休息次数,休息时多按摩脚;宿营时坚持热水泡脚。

➕ 四、野外宿营

高原地区人员稀少,可能涉及需要野外宿营的情况。但由于高原夜间气温低,气候变化急剧,宿营时必须做好防寒保暖工作,如带上防寒性能好的睡袋和取暖设备等。同时应注意预防雪崩、泥石流、塌方和暴风雪等自然灾害的发生。

宿营地的选择:宜避开山口和风口,以向阳的山坡为佳,附近最好有水量充足、水质良好的水源。冬季应避开雪崩高发地域,夏季应避开冰川山洪暴发地域。

帐篷选择:宜选用抗风防寒、材质结实的双层帐篷。

高原野外宿营时,由于气候寒冷,使用炭或煤生火采暖是夜间防寒的常用手段,易发生一氧化碳中毒,轻者头晕、头痛、乏力、恶心,重者昏迷、甚至死亡。主要预防措施为保证室内通风和烟尘有效排放:①构建炉具烟道,保持其通畅;②采暖期间通过适度开门、窗,保持通风换气;③室内安装一氧化碳报警器;④采用其他安全采暖方式。发生一氧化碳中毒时,应迅速打开门窗,将患者移至通风良好的地方。轻者经通风、保暖、吸氧等处理,多可缓解,重者应立即送医救治。

➕ 五、保护环境

高原美丽的自然风光是大自然赠予人类的无价之宝,高原拥有极为丰富的动植物资源,是我国重要的生态安全屏障。维护高原生态平衡是每个去高原的人的责任和义务。

保护高原环境,我们应该做到:妥善保管、处理废旧电池,不随意丢弃;将垃圾收集放在指定位置;宿营撤离时必须将火彻底熄灭;不污染水源;不任意砍树烧木、毁坏幼木草地、采摘花草等;不捕捉追打动物等。

(陈德伟)

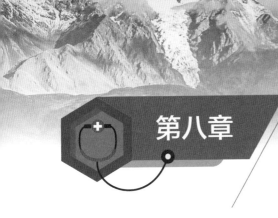

第八章

特殊人群在高原的注意事项

> **小王**：如果孕妇、小孩、老年人等想到高原来旅游，有什么需要特别注意的吗？

> **同学**：孕妇、小孩、老年人作为较为特殊的人群，由于身体功能与正常青年人还是存在一些差异，所以如果进入高原旅游，还是需要特别注意的。

一、女性在高原的注意事项

> **小王**：作为女性，到高原有什么特别需要注意的吗？

> **同学**：一般认为，女性比男性具有更强的高原适应能力（雌激素的作用），但由于女性的特殊生理特点，有些方面仍需加以

注意。

1. 女性应该更注意皮肤保护,积极做好保湿、防晒工作。

2. 女性在经期易疲劳,身体抵抗力也会减弱,情绪容易波动。所以女性在经期可适当减少运动量,并注意调整情绪和注意经期保暖等。同时,如月经量过多,需要考虑适当补铁。

3. 如果你长期服用避孕药,在高原时需要避免脱水或长时间不动,有诱发血栓的风险,你也可以咨询你的主治医生具体还需要注意些什么。

4. 怀孕的妇女,进入高原对于低风险妊娠的任何阶段都没有确定的风险;但高危妊娠妇女,其胎儿的风险会增加。建议在旅行前为做好检查,以确保怀孕风险低;注意及时补充饮水,避免脱水,同时避免比低海拔地区更剧烈的运动,并将住宿睡眠的海拔限制在3 000米以下。积极做好妊娠期间的保健,并遵循妇产科医生的意见和建议。

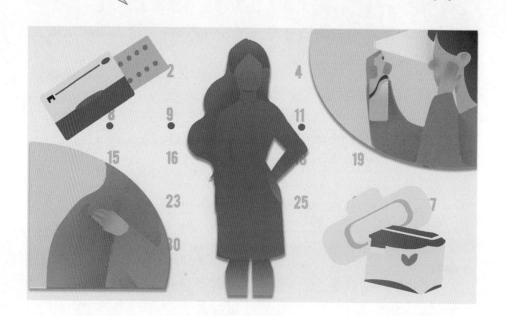

二、老年人在高原的注意事项

> **小王**：作为老年人，去高原有什么特别需要注意的吗？

> **同学**：整体来说，老年人的健康状况和功能都远不如年轻时候，对高原的适应能力也会随年龄增大而降低。故老年人进入高原，应更注重健康体检工作，如患有疾病，应遵循医生意见和建议，看是否能进入高原，还应该特别注意些什么。

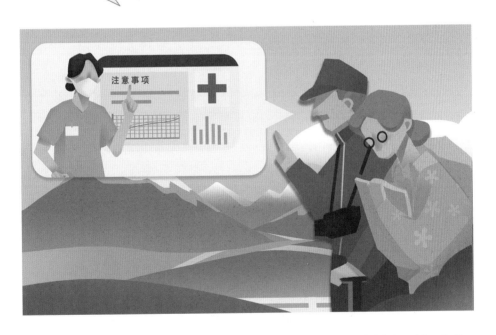

　　进入高原后一定要量力而行，各项防护措施应该做得更细致些，如及时增减衣物，避免受凉感冒；注重饮食卫生，不食用生冷食物，避免过度胃肠道反应；保证睡眠质量，避免失眠；各项活动要量力而行，避免强体力劳动；进入更高海拔的速度也应该适当减慢，给身体足够

的适应时间。

三、儿童在高原的注意事项

小王:儿童能去高原吗,需要特别注意些什么?

同学:儿童和成人具有相似的高原病发病风险。年幼的孩子可能不能清楚的表达自己的感受。照顾者要重点关注孩子有没有烦躁情绪,还应注意吃饭、睡眠和玩耍情况,如果这些情况比平常都差,需要考虑孩子可能出现高原反应,年龄较大的孩子可以像成年人一样描述自己的症状,如果这些症状是由于高海拔引起的,应继续待在同一高度,或下撤到低海拔,直到情况好转为止。

另外,要避免让孩子出现大哭大闹等极端情绪,这会加重机体缺氧,甚至诱发高原病;也不要让儿童过度跑动,特别在上高原初期,要适当控制儿童的运动量,避免加重高原反应。夜间睡觉时要做好保暖措施,防止踢被,避免受凉感冒,加重高原反应。另外,儿童还要特别注意防晒,和防止眼睛灼伤(新生儿应避免长时间在高原停留)。

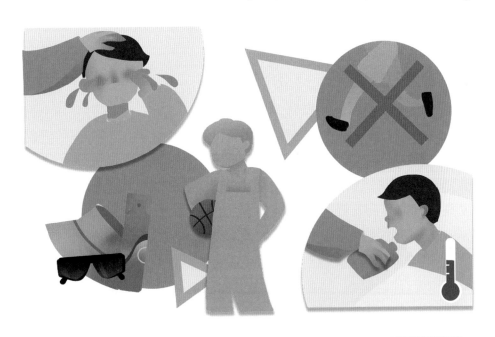

四、慢性病患者在高原的注意事项

小王：如果患有慢性疾病，还能去高原吗？

同学：通常，慢性病患者，如病情不稳定，建议你不要急于上高原。如果病情稳定，且无特殊不适，也建议你咨询专科医生的意见和建议，看是否适合进入高原，还应该注意些什么。进入高原后要积极做好疾病监测，并做好相应的防护措施，同时你需要把你的病情告知你的同行伙伴。如进入高原后病情波动较大或病情加重，你需要考虑下撤到低海拔地区。有其他不适情况，建议咨询你的主管医生，或咨询当地的专科医生。征求他们的意见是否适合继续在高原停留。

针对常见的慢性病患者,我们有如下建议:

(一)肺部疾患

高原缺氧可增加睡眠呼吸暂停,并伴有过度低氧血症。如患有肺部疾患,在高原地区你的呼吸困难和低氧血症会随着海拔的升高变得严重,尤其在劳累时,你需要提前开始体能锻炼,逐步增加运动量,通过锻炼适当增加心肺功能。进入高原后也不要急于提升海拔高度,睡眠呼吸暂停患者应继续 CPAP(continuous positive airway pressure,持续气道正压通气)治疗,如果电源不足,可以使用口腔器具、乙酰唑胺等药物治疗。其他肺部疾患患者应在旅行期间监测血氧饱和度,注意吸氧,如果症状加重,你需要减少活动量,必要的时候使用药物治疗,若治疗后症状不缓解,建议你及时下撤。

(二)哮喘

高原缺氧会增加哮喘患者低氧血症和呼吸困难,特别是在空气质量差的市区,或由于寒冷干燥的空气或者运动时都可能增加支气管收缩,加重哮喘。出发前你需要保证你的病情稳定,并准备好哮喘治疗药物,同时提前开始体能锻炼。进入高原后尽量避免诱发哮喘的事件,带足药物,减少活动量,注意保暖和呼吸气体的温度,同时避免高海拔地区旅行。也需要告知你的同行伙伴你的病情,并告知急救的方法和急救药品存放的位置,以便在你发病时及时给你提供帮助。

(三)癫痫

出发前,你需要确保病情稳定,且半年内无急性发作史。进入高原后尽量避免生病,避免饮酒或让自己过度疲劳,注意休息,同时要注意癫痫药物可能会影响睡眠和机体协调性,这些症状同样也可能是由高原性疾病引起的,如有疑问立即下撤到低海拔地区。

（四）糖尿病

高原地区对血糖指数无明显影响。糖尿病患者如无并发症，同时血糖控制稳定（空腹血糖控制在 4.4~6.1 毫摩尔 / 升之间，餐后血糖控制在 4.4~8.0 毫摩尔 / 升之间，糖化血红蛋白控制在 6.5% 以下），可以进入高海拔地区，但不要过于劳累，活动量要减小，预防感冒；准备富含热量的零食，如巧克力等，以备出现低血糖时及时用，同时更加注意自身身体状况以及医嘱，加大血糖监测的频率。

目前尚不清楚高原缺氧对胰岛素需求的影响，但地塞米松会影响血糖控制，同时进入高原后饮食和活动的改变可能会影响血糖控制。另外，血糖监测仪和胰岛素泵功能在极端海拔情况下是否会受到影响目前尚不清楚，需要密切关注。患者还应避免使用地塞米松预防急性高原病，并在血糖监测仪或胰岛素泵出现故障时制订血糖监测和胰岛素给药的备用计划。还应该进行相关并发症检查，如眼科检查明确是否有眼底损伤等，如有，应尽量避免高原出行。如果有血液循环不良或者神经损伤，你需要征求专科医生的评估建议。进入高原后需要注意运动后需要适当减少胰岛素用量，而休息时需要酌情增加胰岛素用量，以确保你不会出现低血糖或高血糖，也需要将你的病情告知你的同行伙伴，并告知他们可能出现血糖过高或过低，可能出现的表现和简单的救治措施和方法，以便在你发病时及时给你提供帮助。

（五）高血脂

由于高原地区高寒缺氧的地理环境，高原居民高脂（如酥油茶、甜茶、牛奶、牛羊肉等）饮食结构，喜欢饮酒和缺少蔬菜水果等因素，可导致高血脂、高尿酸血症和痛风的发病率比平原地区显著升高。因此，建议在高原地区，要控制体重，合理膳食，保持健康的生活方式。

（六）心脏病和高血压

存在心脏疾病风险的患者,出发前需要做好健康检查,准备好急救药品,在进入高原初期要主要监测血压、血氧饱和度及心电图的变化,减少体力活动,视身体适应情况确定后续高原的行程。对于高血压患者,需要把血压控制在稳定状态。进入高原后如血压波动或感到不适,应休息调整,避免进入更高海拔地区,如不适加重,你需要考虑下撤。对于控制不佳的高血压,建议患者旅行时制订监测血压和改变药物的计划。

（陈德伟）

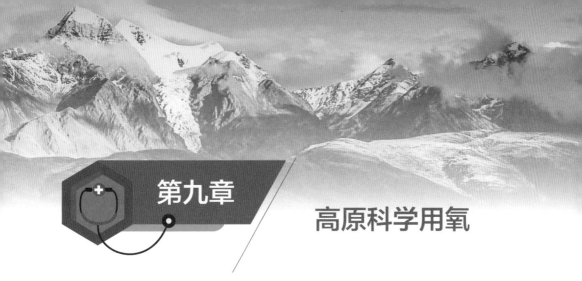

第九章

高原科学用氧

　　高原环境对人体最主要的影响是低压缺氧。高原缺氧会影响身体功能,降低工作效能和生活质量,严重时可能导致急、慢性高原病。吸氧是一种简单方便、快速有效、经济安全的防护措施,对身体适应高原环境,维持较好的工作和生活能力,以及预防急、慢性高原病具有重要意义。

　　对于高原缺氧,身体本身具备一定的调节和适应能力,如果不正确地吸氧,不但达不到防护目的,反而会延缓身体对高原缺氧环境的适应过程,甚至对身体造成损伤。

　　什么情况下需要吸氧? 吸多少氧? 怎么吸氧? 了解高原用氧知识,科学用氧十分重要。这里我们系统地介绍了如何科学地保健用氧。需要注意的是,治疗用氧需要根据病情遵医嘱执行。

✚ 一、急进高原人群的保健用氧

> **患者:** 医生,我昨天刚从重庆出差到阿里,昨晚熬夜忙工作,没睡好,今天有点头痛和疲倦,吸氧对我有帮助吗?

> **医生**:咱们阿里海拔比较高,有头痛提示你有明显的高原反应,加上昨晚睡眠不好和工作劳累,身体疲倦,吸氧对缓解你的症状很有帮助。

> **患者**:一般哪些情况下需要吸氧,有什么简单的方法可以自行判断?

> **医生**:对于近期从平原进入高原旅游和出差的人,可从以下几个方面进行评判,是否需要保健用氧:

1. 进入高原的海拔高度

海拔高度决定了缺氧的程度,海拔越高的地方,缺氧程度越严重。一般进入海拔 4 000 米以上的地方,建议进行保健用氧,为身体代偿缺氧提供缓冲时间和空间,促进身体习服高原。

2. 身体对缺氧的反应程度

大多数人急进高原,都会出现一些急性高原反应症状,其中,头痛和呕吐是较重的高原反应症状。当出现头痛或呕吐,或急性高原反应症状评分≥5 分(评分标准见表 4-1 和表 4-2),建议进行保健用氧,吸氧可以迅速缓解高原反应症状,降低急性高原病发病率。部分人急进高原,因为严重的低氧血症,会出现睡眠障碍,吸氧可以减轻低氧血症,改善睡眠质量,缓解睡眠障碍。

3. 需要完成的行程安排和工作任务

如果需要进行剧烈运动或重体力劳动,对体能要求较高或消耗较大,在运动和劳动过程中吸氧,可以维持和提升运动和劳动能力。在运动和劳动后吸氧,可以迅速消除疲劳、恢复体力。如果需要进行高强度脑力工作,例如进行分析、判断、决策时,吸氧可以维持和提升脑功能,提高工作效率,减少和避免失误。如果需要进行操作精密仪器或外科手术等精细活动,吸氧可以改善中枢神经系统功能,增强肢体活动的灵活性和准确性。

二、常驻高原人群的保健用氧

患者:医生,我在拉萨工作半年了,听说高原缺氧对身体不好,我在办公室买了个小制氧机,每天吸氧上班。拉萨的同事跟我说,没有必要天天吸氧。请问什么情况下才需要吸氧?

医生:对于长期(半年以上)在高原生活和工作的人,可从以下几个方面进行评判,是否需要保健用氧:

1. 身体对缺氧的反应程度

如果血红蛋白含量出现异常(男性≥210克/升,女性≥190克/升),建议进行保健用氧。如果同时出现头痛、耳鸣、心慌、气喘、口唇发绀、血管扩张、局部感觉异常等多个症状,或单个症状程度严重时,建议进行保健用氧。如果长期出现睡眠障碍,入睡困难、易醒早醒,建议进行保健用氧。

2. 工作居住地的海拔高度

工作居住地的海拔高度在4 000米以下,如果血红蛋白含量无异常(男性<210克/升,女性<190克/升),并且无头痛、耳鸣、心慌、气喘、口唇发绀、血管扩张、局部感觉异常等症状,身体完全适应高原环境,能够正常生活和工作,可以不吸氧。

工作居住地的海拔高度在4 000~4 500米,建议每周保健用氧2次;工作居住地的海拔高度在4 500米以上,建议每天保健用氧。

3. 重要岗位人员工作期间

在从事分析、判断等脑力工作时,以及在进行车辆驾驶、医疗抢救等精细操作时,建议吸氧,以提高工作效率,减少和避免失误。

4. 其他特殊时期

对于备孕期的男性,吸氧能够提高精液中精子数量和质量;对于备孕期的女性,吸氧可以帮助调理性激素水平和改善周期紊乱,提高受孕概率。在女性妊娠期,吸氧有利于胎儿的生长和发育。

三、保健用氧的吸氧时间和流量

患者:医生,每天吸氧多长时间,用多大流量合适?

医生:建议吸氧时间为每天 1~2 小时,吸氧流量为 2 升/分钟,最大不超过 4 升/分钟。除工作需要外,一般建议在午休或晚休时进行。

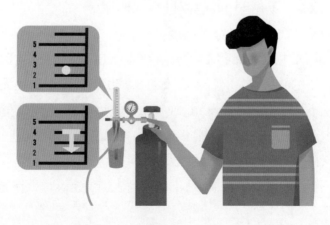

四、保健用氧的氧气种类

> **患者:** 医生,吸的氧气有标准吗? 随便什么氧气都可以吗?

> **医生:** 高原保健用氧使用的氧气为医用氧气,氧气浓度≥90%。

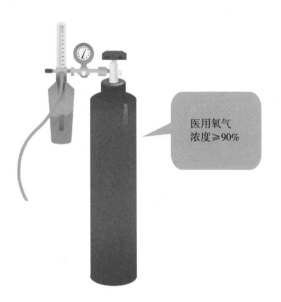

医用氧气
浓度≥90%

 五、供氧设备的选择

> **患者:** 医生,应该选用什么供氧设备吸氧,我买的小制氧机可以吗?

医生：常用的供氧设备有氧气钢瓶、氧气袋和小型制氧机等。可根据实际情况选择合适的供氧设备。

1. 氧气钢瓶

氧气钢瓶是医院、宾馆等场所最常见的供养设备，瓶身涂有蓝漆，印有白色 O_2 符号。氧气钢瓶内的氧气被高压压缩，不能直接使用，需要经氧气流量计调节后才能使用。氧气钢瓶有不同大小，大钢瓶可承受压力高，容氧量大，但十分笨重，搬运不方便；小钢瓶可承受压力低，容氧量小，但携带方便，可以车载甚至随身携带。

2. 氧气袋

氧气袋携带方便，操作简单，常用于院前急救和转运途中。氧气袋可承受压力较低，容氧量较小。

3. 小型制氧机

一类是通过分子筛将空气中的氧气和氮气分离获得氧，通电就能持续产氧。另一类是利用化学反应产生氧，不需要用电，但是产氧量较低。

居家吸氧，建议使用大中型氧气钢瓶和电力驱动的小型制氧机；户外吸氧，建议使用小型氧气钢瓶、化学反应产氧的小型制氧机以及氧气袋。

 六、吸氧方式的选择

患者：医生，有哪些常用的吸氧方式，各有什么优缺点？

医生：常用吸氧方式有鼻导管吸氧和面罩吸氧，面罩吸氧的效果优于鼻导管吸氧。

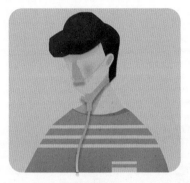

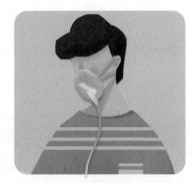

鼻导管吸氧　　　　　　　　　　　　面罩吸氧

用鼻导管吸氧时，用鼻子吸气，用口呼气。用面罩吸氧时，用口鼻吸气和呼气。鼻导管吸氧，对鼻腔局部刺激，会有不适感；面罩吸氧，因同时罩住口鼻，会影响说话和饮水进食。

此外，还可以弥散吸氧。弥散吸氧是通过向相对密闭的房间补充氧气，提高室内氧含量，有助于室内人员工作、休息和睡眠。但是，由于氧气的助燃作用，密闭房间中高氧浓度会增加安全隐患。此外，密闭房间中高二氧化碳也要注意清除。

七、吸氧的操作流程

患者：医生，我自己在家吸氧，具体怎么操作，有哪些步骤？

医生：经氧气钢瓶吸氧，方便实用，易于操作，且具有代表性。经氧气钢瓶吸氧操作流程如下：

1. 吸氧前需要准备好氧气表、扳手、氧气流量计、湿化瓶、清水、鼻导管或面罩。

2. 连接吸氧设备的操作顺序

（1）拧开氧气钢瓶总开关,放出少量气体,冲掉气门上灰尘后,关上总开关。

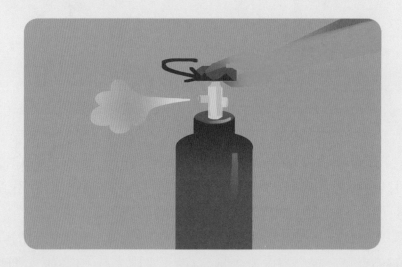

（2）将氧气表安装到氧气钢瓶气门,先用手对接好,再用扳手旋紧。

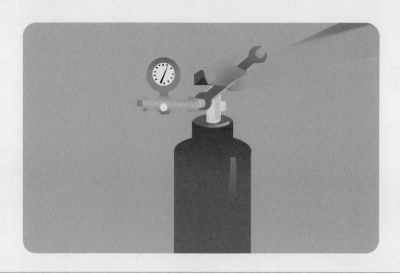

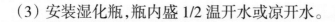

（3）安装湿化瓶，瓶内盛 1/2 温开水或凉开水。

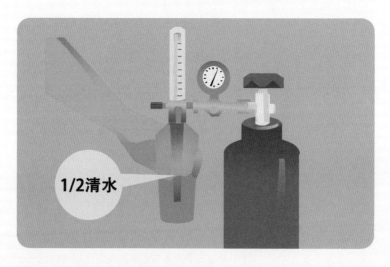

1/2清水

（4）拧开氧气钢瓶总开关。

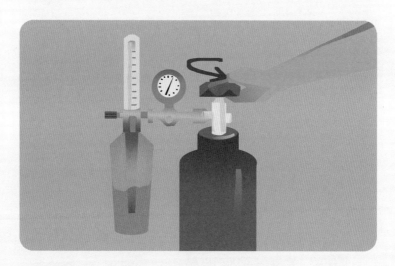

（5）转动氧气流量计开关，调节氧气流量。

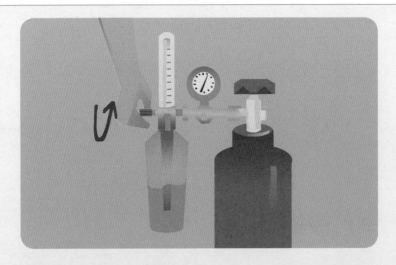

（6）连接鼻导管或面罩，开始吸氧，记录吸氧时间。

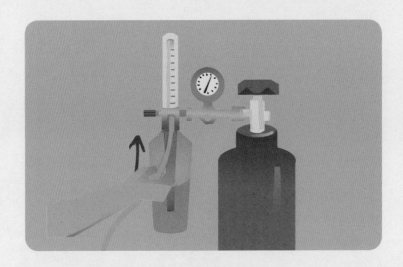

3. 停止吸氧的操作顺序是：先取下头上的鼻导管或面罩；关流量计开关，关氧气钢瓶开关；开流量计开关、放出余气，关流量计开关；最后拔下鼻导管或面罩。

八、安全用氧注意事项

 患者:医生,在吸氧过程中,有哪些注意事项?

医生:为了确保吸氧的安全,有一些用氧注意事项要重视:

1. 按吸氧指征和方案用氧,不可盲目、滥用氧气

吸氧的流量和时间是按照人体缺氧程度而定,不是越多或越久就越好。

2. 监测血氧饱和度,评价吸氧效果

吸氧时血氧饱和度应在90%以上,必要时,可增加吸氧流量,维持血氧饱和度,若流量超过4升/分钟仍不能有效提高血氧饱和度,要及时送医,做进一步检查。

如果发生高原肺水肿、高原脑水肿等急性重症高原病,请尽快就近到医院就医,用氧遵医嘱执行;在条件允许、确保安全的情况下,最好即刻从高原返回平原。

3. 注意不良反应

吸氧时如果出现头晕、恶心、呕吐、心悸、心慌等不适,应立即停止吸氧。

4. 防止交叉感染

鼻导管或面罩应专人专用,并定期更换或用75%酒精消毒。湿化瓶内的水要每天更换。

5. 安全使用供氧设备

使用小型制氧机要注意用电安全,使用氧气钢瓶要安全存放和操作氧气钢瓶。

（1）钢瓶中的氧气,不能全部用完,防止空气倒灌。

（2）氧气钢瓶的存放要做好"四防"，即防震、防火、防热、防油。氧气钢瓶应竖立放置，严禁敲击或碰撞；氧气钢瓶周围严禁烟火和易燃品，不得靠近火源；氧气钢瓶要存放在阴凉处，防止暴晒；氧气表及螺旋口不能沾油，不能带油操作氧气钢瓶，以免引起燃烧或爆炸。

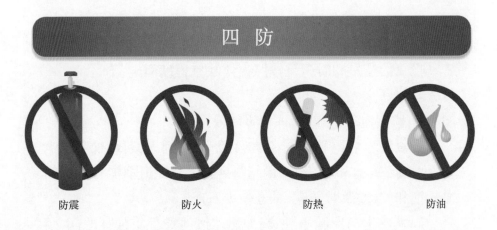

四　防

防震　　　　　防火　　　　　防热　　　　　防油

（杨诚忠）

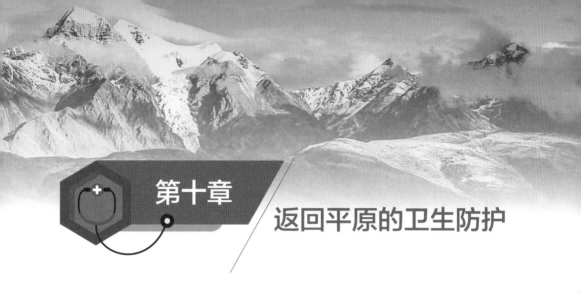

第十章

返回平原的卫生防护

经过在高原一段时间的生活后,小王回到了平原,但这段时间总是感觉身体不适,于是,他去了医院就诊。

> **小王**:医生,我前段时间去高原玩了一段时间,回来以后这几天感觉脑袋昏昏沉沉,总是想睡觉,身体也容易疲劳,请问这是生什么病了?

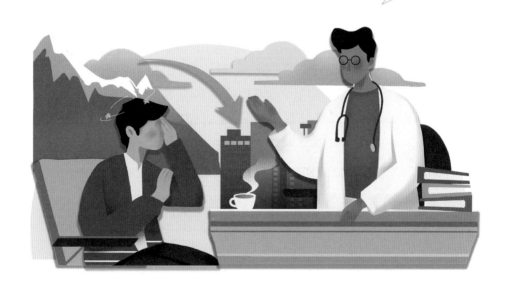

医生：这些都是高原脱适应症状。

高原脱适应就是我们通常说的"醉氧症""低原反应"，指的是移居高原人群适应高原环境后重新返回低海拔或平原后的一段时间内出现的一系列非特异性临床表现和生理指标异常，如头晕、嗜睡、精力不集中、失眠、疲乏、胸闷、心悸、咳喘、便秘、食欲减退、水肿等，持续时间短则几天，长则数月或数年，严重者甚至不得不重返高原地区生活。

小王：哪些人容易出现高原脱适应呢？

医生：影响高原脱适应发生的因素较多，重要的有：

1. 高原居住地海拔越高，发生率越高。

2. 高原居住时间越长，发生率越高。

3. 高原劳动强度越大，发生率越高，体力劳动者较脑力劳动者发生率高。

4. 返回地与高原居住地海拔高度相差越大，发生率越高。

5. 心理状态和自我调适能力，对脱适应反应顾虑较少，并且积极采取措施自我调适者，发生高原脱适应较少，即使发生，其症状一般较轻，持续时间较短。而对脱适应反应心存恐惧，心理负担较重者，更容易发生脱适应反应，或症状更严重。另一方面，对脱适应反应不加重视，不注意自我调适者，其发生脱适应反应的风险也较大，症状更严重。

6. 其他个体因素，如肥胖、返回平原时年龄较大、合并其他疾病的人员在返回平原后更容易发生高原脱适应，且症状更严重，恢复更困难。

小王:怎样才能预防高原脱适应反应,尤其是严重的高原脱适应反应?

医生:高原脱适应的预防措施有:

1. 采取阶梯下降方式

比如从海拔4 500~5 000米的高原返回平原时,可以分别在海拔3 500米、2 000米处做一定休整后逐渐下降。

2. 适当体育锻炼

返回平原后可以根据自身条件,如年龄、性别、症状轻重选择有氧运动项目进行身体锻炼,如快走、慢跑、游泳、骑自行车、跳绳等,运动量以自我感觉舒适为宜。切忌因为身体不适而静养不动,但也不宜过度剧烈运动。

3. 注意生活的规律性

返回平原后应注意生活的规律性,如早睡早起,坚持午休,保证足够的睡眠时间。

4. 节制饮食

高原上因缺氧食欲一般较差,大部分人返回平原后因感官功能恢复,自然胃口大开,食欲增加,因此应注意节制饮食,防止因暴饮暴食而出现其他健康问题。

5. 服用补益类中药

返回平原前服用一些补益类中药,如用红参(高血压患者禁用)或西洋参泡水饮用1~2周(每天10~15克),可以预防和减轻高原脱适应症状。

6. 做好自我心理调节

正确认识脱适应反应的本质是机体对从高原到平原环境变化所进行的一系列生理适应性反应。

小王：出现高原脱适应反应以后应该采用哪些治疗方法呢?

医生：高原脱适应反应具有明显的自愈性。一般来说，脱适应症状在回到平原的 1~2 周内比较明显，随后逐渐消失，少数人症状可持续半年或 1 年以上，但很少超过 2 年。**因此，绝大多数高原脱适应反应人群不采取任何措施治疗可以自愈，**但症状严重而影响生活工作者需接受专业治疗，常用治疗方法包括：①高压氧治疗；②一氧化氮（NO）治疗；③药物治疗，如复方党参片、复方红景天口服液等。

（谢佳新）

55检